# 加油吧，大脑！

让你能量满格、心平气和的大脑使用手册

黄翔 —— 著

中信出版集团 | 北京

图书在版编目（CIP）数据

加油吧，大脑！/ 黄翔著 . -- 北京：中信出版社，
2022.8（2025.4 重印）
ISBN 978-7-5217-4493-4

Ⅰ.①加…　Ⅱ.①黄…　Ⅲ.①脑科学－普及读物
Ⅳ.① R338.2-49

中国版本图书馆 CIP 数据核字 (2022) 第 108748 号

加油吧，大脑！
著者：　　黄　翔
出版发行：中信出版集团股份有限公司
　　　　　（北京市朝阳区东三环北路 27 号嘉铭中心　邮编　100020）
承印者：　嘉业印刷（天津）有限公司

开本：880mm×1230mm　1/32　　印张：7.75　　字数：158 千字
版次：2022 年 8 月第 1 版　　　印次：2025 年 4 月第 18 次印刷
书号：ISBN 978-7-5217-4493-4
定价：59.00 元

# 推荐序

20世纪60年代，民间一度流行"鸡血疗法"。据说，抽小公鸡的血，再注入人体皮下，可达到"有病治病，无病健身"的奇效。由于使用的人多，基层医院门诊需要排队，人喧鸡叫，好不热闹，小公鸡因此供不应求，成为紧俏商品。之后，因注射时引发过敏等反应，甚至休克等危象，国家卫生部委托上海市卫生局，组织专家验证，经体内外大量试验，发现鸡血中的异性蛋白质在人体中不仅不会产生治疗效果，而且有害。因此，国家卫生部通知禁止"鸡血疗法"。

随着我国社会和经济的发展，特别是改革开放后，我国公民的健康素养有明显提高。据国家卫健委调研显示，全国公民的健康素养从8.8%（2012）上升到25.4%（2021）。中国科学技术协会报告，我国成年人的科学素养从6.2%（2015）提高到10.56%（2020）。公民的健康素养和科学素养是公民素养中两个主要和重要的组成部分，关乎国家综合软实力，与自主创新能力、社会和经济发展有关。因此，虽然上述数据显示我国公民的健康素养与科学素养较过去有显著提升，但是，与发达国家比，与我国人民群众对健康和科学的需求比，与我国社会经济发展的要求比，还存在较大差距。为了实现中华民族伟大复兴的中国梦、强国梦，我们仍需不断努力提高我国公民的健康素养和科学素养，只有这样"水涨船高"，才能为我国社会和经济持续发展提供强有力的基础和动力。

科普是提高公民健康素养和科学素养一个重要的方法和措施。科普具有科学性、思想性、通俗性和艺术性，深受读者喜爱。本书作者黄翔医生是我科一名年轻的主治医师，这本书是他在繁忙的医教研工作之余集腋成裘撰写而成。书中不仅对脑发育、脑的功能解剖以及重塑的基本原理做了生动介绍，也对高效用脑、健康用脑提出了科学的建议。同时，作者作为一名神经外科医生，结合临床病例探讨了预防脑疾病、促进脑健康的具体方法。另外，作者对目前的前沿科技——脑机接口、人工智能技术也做了介绍。

本书不仅具有"3M"，即"可记忆（memorable）、有意义（meaningful）和微型化（miniature）"，而且字里行间渗透了人文关怀和医者初心。我相信这本书能让每一个有好奇心的人受益，也能帮助我们真正地了解自己。

希望更多的活跃在临床和科研一线的脑科学工作者能够加入到科学普及的工作中来，把知识转化成普通人能够学习和吸收的养分，让整个世界更加丰富多彩。

中国工程院院士

国家神经疾病医学中心主任

复旦大学神经外科研究所所长

复旦大学附属华山医院神经外科主任

上海市神经外科临床医学中心主任

# 目录

**Chapter 3**

## 高效工作：
## 如何用好每一分脑力

**Chapter 4**

## 良好睡眠：
## 给忙碌上班族的健脑神器

**Chapter 5**

**情绪自救：**
**情绪问题，可能是脑健康问题**

**Chapter 6**

**常见脑疾病：**
**脑子出问题，别着急**

**Chapter 7**

开脑洞：
手术台上的脑外科医生

**Chapter 8**

脑机接口：
未来，人人都有可能是超人

# 前言

## 脑科学离你并不遥远

让我们先从一份简历开始。

姓名：大脑

家族：中枢神经系统

家族小弟：脊髓

职业：公务员

工作职责：管理、领导、思考、创造

外貌特征：白白胖胖

性格特征：外向，爱社交

最喜欢的运动：有氧运动

最喜欢的食物：葡萄糖

最喜欢的词语：新鲜

最喜欢的颜色：五颜六色

最喜欢的生活方式：规律生活

最讨厌的事物：高血压、高血糖、高血脂、辐射、毒品看到这份简历，你是否会想，这真的是我认识的大脑吗？对于每天都和你在一起的大脑，你是否真的知道如何去善待它、使用它？

随着人类科技的飞速发展，探索宇宙已不足为奇。人类可以上九天揽月，可以下五洋捉鳖。可是我们对肩膀上的大脑却知之甚少。

在一些人的印象中，脑科学似乎是高深而遥不可及的存在，脑科学家就是一群躲在象牙塔里搞研究的工作人员。人们总是更加关心股市、房价和育儿，更加关心工作业绩和衣食住行。而事实上，大到国家宏观经济政策的制定，小到面包店和星级酒店里用于吸引客户的香氛布置，背后都有脑科学的原理作为理论基础。因为大脑是人类的认知器官。

亲手抚摸人类的认知器官，是脑外科医生的特权。这也是我选择成为一名脑外科医生的原因。从医将近20年，我做过大大小小近7000例脑科手术，也见识了将近7000个不同个体的大脑。即使已经非常熟悉，每次看到大脑的时候，我仍会产生深深的敬畏之心。当我用双手触及大脑的时候，我会感觉自己正在触及整个宇宙。

人的大脑有860多亿个神经元，这还不包括大脑中用于支持神经元细胞的神经胶质细胞。在人类生命中的每分每秒，大脑都在控制着人们的行为，决定着人们的选择。

人之所以成为万物之灵长，最重要的就是我们有比别的动物更为发达的大脑。我们的喜怒哀乐、七情六欲全由大脑掌控。我们当下所享用的人类文明的每一个成果，其实都是这个将近3斤重的东西想出来的。

我常常思考，这个淡黄色凝胶样的物体到底有什么魔力，能够创造出如此灿烂的文明？今天你坐在这里看这本书，或者你正在手机上阅读这篇文章，你坐的凳子、你看的手机，甚至整个人类文明的进程，都是大脑的杰作。自然创造出了大脑，大脑创造出了整个人类文明。

作为一名脑科学工作者，我所做的研究工作和人们的生活息息相关。因为科学最终服务的是人的需求，所以在这本书里，你将会看到：我们每天所听见的、看见的，我们的欲望、情绪、种种行为，跟大脑有着怎样密切的关联。

作为一名脑外科医生，我也会用我的病例告诉你：不会说话的患者接受开颅手术以后，在语言能力上变得"天赋异禀"；不孕不育的患者做了脑部手术以后，生了一个大胖娃娃，称我为"送子观音"。你还将看到：为什么情人眼里会出西施，为什么毒品会让我们上瘾、欲罢不能……

脑科学、脑外科并不神秘，了解大脑、更好地使用大脑，能让自己的生活更幸福、工作更顺利。与此同时，当你或身边的人身体不适或遇到情绪问题时，脑科学知识能帮你调整心态，用科学的理论去解释疾病，用科学的方法去治疗疾病。

在现实生活当中，我们常常会看到：有的人在工作和学习中并不知道如何正确使用自己宝贵的大脑。不断地熬夜、过度地刷手机和作息严重不规律，这些行为严重损伤了大脑的健康，也损害着自己的学习和工作。有的人无法掌控自己的情绪，总是和身边的人相处不好，被人取笑为智商超高而情商超低，与这个社会格格不入。同时，许多患者不孕不育或者视力不好，却不知道是因为自己的脑子生病了。他们四处求医，经历了被误诊、误治，痛苦不堪，甚至走向了科学的反面，相信封建迷信能治好自己的疾病。

在这本书中，作为一名脑科学工作者，我想跟你一起探讨，我们应该怎样高效地使用自己的大脑，包括怎样提升记忆、提高学习和工作效率、给大脑提供充足的营养，以及怎样合理地安排睡眠，怎样治疗失眠。同时我也想告诉你：在如此高效但是压力巨大的社会中，我们为什么会产生焦虑或者抑郁的情绪，我们为什么常常情绪失控，如何做自己情绪的主人。

作为一名医生，我想跟你分享关于大脑健康的知识，告诉你如何保养自己的大脑，如何识别自己是否生了脑部的疾患，以及确诊后应该如何面对。同时我也想告诉你，脑外科医生是怎样工作的。脑部手术并不可怕，目前先进的诊疗技术，不仅有可能治愈脑部疾病，同时还能最大限度地保护大脑的功能。

今天，我们处在一个前所未有的时代。脑科学飞速进步，人工智能、机器人外科、脑机接口正在改变我们的生活，也改变着许多人和家庭的命运。

其实，塑造人类命运的工具从来不是外在的神秘力量，而正是我们自己的大脑。未来会怎样？这取决于我们自己。

你，准备好了吗？

Chapter *1*

# 大脑的一生：
# 智慧生长的奇妙旅程

## 思考和学习：
## 解锁大脑运作的秘密

小时候，我一直在思考一个问题：思考和学习究竟是怎么回事？是不是我心里住着个小人，他在帮我吸收知识、做出判断？

当我对于某件事情犹豫不决的时候，我又觉得我心里住着两个小人，一个让我向东，一个让我向西，最终其中一个小人在辩论中胜出，我做出了决定。

然而，事实真的是这样的吗？这些小人又是什么呢？直到我成为一名脑外科医生，一名脑科学工作者，这些问题才得到解答。

### "心想事成"正确吗？

"心想事成""心有灵犀""专心致志""问心无愧"这些古人流传下来的成语让我们一直有一种错觉：心脏是产生意识的器官。

然而，作为一名脑外科医生，我发现，当大脑发生变化（受伤或被切除）时，人的性格也会发生改变：有些脑损伤让人抑郁；有些变化让人狂躁或者懦弱；有些能让人改变价值观、宗教信仰和幽默感；

有些脑损伤则让人举棋不定，产生妄想或者幻觉。如果脑损伤严重，患者甚至会直接失去意识，转入昏迷。

比如，我有一位脑肿瘤患者，本来是一位教思想政治的严肃古板的大学老教授，最讨厌的就是"低级趣味"，手术以后却成为一个爱讲荤段子，整天抱着手机看综艺节目的"油腻男子"，还经常送老伴玫瑰花，大玩浪漫。我接触到的很多案例都表明：精神世界和大脑不可分割，与心脏似乎毫无关联。

为什么古人觉得思考和情绪是从心脏发出的呢？因为心脏是受神经系统支配最敏感的器官。人类日常生活的经验是，心脏跳动的节律非常符合情绪的变化。比如看到喜欢的人，心脏跳动如小鹿乱撞；兴奋紧张的时候，心脏跳得就特别快；放松的时候，心跳又会变得比较慢；非常愤怒的时候，心脏会特别难受甚至停跳。这些都容易让人误以为心脏就是和情绪以及思考密切相关的器官。

直到19世纪后半叶现代神经科学诞生，才明确了思考的真正器官是大脑，而且心脏也是受神经系统控制的。因为从根本上说，心脏是一个泵血器官，并没有产生意识的物质基础——数以亿万计的神经元。

神经元是一种神经细胞，也是大脑工作的基本单位。人和动物都是由细胞组成的，大脑作为一个器官也不例外。

2019年，《细胞》（CELL）杂志发表论文，科学家详细解剖了果蝇的大脑。虽然只有罂粟种子大小，但其复杂程度令人难以置信——具有10万个神经元。而人的大脑约有3斤重，共有860多亿个神经元——接近于整个银河系恒星的数目，这还不包括大脑中用于支持、提供营养、辅助神经元细胞的神经胶质细胞，其复杂程度和果蝇完全不是一个级别。

回到最初的问题：我心里的小人是什么呢？是灵魂？是神明？都不是，是这群神经元的集体电化学活动。所有的体验、思考、选择、爱、创造都是大脑里的神经元电化学风暴的最终结果。

你是谁？你会做出怎样的选择？这取决于此刻你大脑里的神经元正在干什么。

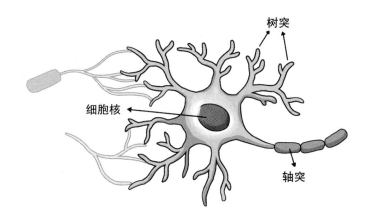

神经元

是的，正如你在上图中看到的，这就是神经元的样子。任何大脑，包括动物的大脑，细分到细胞层面，都是类似的神经细胞。这是一种多角形的细胞，中间圆滚滚的细胞核承载着生命体的遗传物质，细胞体的每个角都伸出长长的"触手"，与其他神经元的触手相连。专业上，这些触手叫树突或者轴突。触手的连接称为突触。

为什么要有这么多的触手和连接呢？因为大脑在本质上是一个信

息处理工具。信息处理最重要的就是传递和交流。单个神经元并不会有任何作为。一般来说，连接越多，交流越活跃，大脑的功能就越强。

作为最复杂的信息处理器，人的大脑拥有860多亿个神经元，而平均每个神经元拥有超过1.5万个突触，每时每刻，我们大脑里的数万亿个神经信号就像接力赛运动员一样，在神经元组成的网络上飞奔。

**学习的本质**

当我们在学习的时候，这些吸收知识的小人又是什么？

学习的本质，并不是增加神经元细胞，而是增加神经细胞之间的连接——突触。

这是人类进化过程中一个非常聪明的设计。因为如果学习本领会增加神经细胞，那么随着知识的积累，大脑就会越来越大，每个人都会成为"大头娃娃"，对生物体是一个非常大的累赘。大脑这种只增加"软件"、不增加"硬件"的方法很好地适应了资源有限的环境。

如果我们对一项技能或知识完全陌生，神经元可能就没有这方面的任何连接。当我们不断重复技能或者知识的训练，一个个神经元就开始手牵着手，慢慢地尝试进行新的连接。训练次数越多，重复得越频繁，神经元的连接就越稳定，我们所掌握的本领就越牢固。

所以说，"勤能补拙是良训，一分辛苦一分才"。外科医生、钢琴家、奥运健儿，各行各业的从业者莫不如是。如果想成为专家，必定要进行艰苦的训练，付出汗水。

可是，这又带来了另一个问题。就像软件可以卸载一样，如果一项已经掌握的技能长期不训练，已经掌握的知识十几年没有再温习或者使用过，那么大脑中稳定的神经连接就会慢慢减弱，直到完全消失。这个过程就叫作"忘记"。很显然，我已经忘记20多年前高中老师教我的圆锥曲线和二次函数，虽然当时我的数学成绩还不错。

来看最后一个问题。

我们的日常生活由成千上万个小决定组成。该不该吃这个奶油蛋糕？今天穿哪件衣服？去哪里？走哪条路？怎样回应？

在我们选择的时候，大脑中正在发生什么？

正如上文所述，神经元并不会单独行动，无数个神经元组成了神经连接，无数的神经连接进一步组合形成了神经网络。

有关人类决策的科学观察发现，大脑是由若干互相抗衡的神经网络组成的。每套网络都有自己的观点和看法。在判断要不要吃奶油蛋糕的时候，有的网络想要摄入糖分和脂肪；另一些网络则从你保持身材的长远角度考虑而投反对票；还有一些网络甚至会建议你，如果明天去健身房，你就可以吃蛋糕。你的大脑就像一个神经元的议会，由互相竞争的政党组成，争夺着对国家的掌控权。

大脑中的冲突持续不断，带来的结果就是我们自己和自己争吵，自己骂自己，自己骗自己。到底是谁在和谁说话呢？心里的小人又是什么呢？其实都是你，只不过是你的不同部分罢了。

## 你如何成为你：
## 大脑如何发育成长？

### 出生：大脑并不是一张白纸

我曾经认为，当婴儿呱呱坠地的时候，大脑是懵懂无知的，需要从零开始获取技能和知识。学习脑科学之后才知道，婴儿出生时，其大脑并不是一张白纸，许多功能都已经准备就绪。

比如，婴儿具备学习任何语言的能力。刚出生的宝宝就可以分辨出不同语言的差异（例如汉语和英语的差异，而这项能力成人并不具备），并且可以根据语言信号做出不同的估算，这些估算对所有语言都是适用的。但是在出生后的6—12个月里，婴儿开始逐渐失去感知语言差异的能力。这就是学外语越早越好的理论基础。

为什么婴儿刚出生大脑就内置了许多功能？因为**大脑的发育远早于胎儿成形**。

在婴儿开始第一次呼吸之前，大脑已经诞生了8个多月。大脑在受孕后4周开始发育，只需要1周时间就可以形成前脑、中脑、后脑的基本结构。这一阶段一定要保持良好的孕育环境。在胎儿发育的最初几周里，孕妇最好不要有很大的压力，要保证良好的饮食，远离香烟、酒精和其他有害物质。

在接下来的6个月里，大脑需要完成860多亿个神经细胞和数亿个辅助细胞的发育（每分钟形成25万个新的细胞，每秒钟形成180万个新的神经连接）。这是一项大工程，需要大量的物质和能量，比如叶酸和维生素B，如果摄入不足，就可能导致胎儿出生后的畸形（比如脊柱裂、无脑儿等）。

## 童年：每个父母和老师都是孩子大脑的雕塑师

婴儿出生后，其大脑依然在飞速发育。两岁宝宝的大脑神经连接的数量超过100万亿个，是成年人的两倍。接下来发生的事情非常神奇：如果某些功能不用的话，相关的神经连接就会被大脑全部修剪掉。

这就表明，**学习技能大多数情况下并不是新增神经连接，而是加强连接。大脑采取的是用进废退的办法，会把没用的连接全部删除掉。**从这个意义上来说，教育的本质并不是在白纸上书写内容，而更像是在粗坯上雕塑大脑，"龙生龙，凤生凤，老鼠的儿子会打洞"，每个父母和老师都是孩子大脑的雕塑师。

孩子的大脑早已准备好，只不过现在像个暗箱，它并不知道自己喜欢什么，对什么敏感。父母要做的是通过启蒙教育，向孩子的大脑投射一束光，让孩子发现自己的兴趣和潜力。所以英语中的"启蒙"是"enlighten"，意思就是"点亮"。

要想唤醒孩子的大脑，就要少灌输知识，多提问题，诱导孩子主动去探索，因为儿童大脑中的神经连接只有在孩子主动学习时才会被点亮。须知，孩子的大脑并不是空瓶子，不要一直往里面灌东西，要引导孩子主动学习，激发兴趣，让他们自己去开发自己的大脑。

大脑的确需要学习的刺激，才能够更好地发育，但是过度刺激反而不利于大脑的发育。比如大大小小的早教及补习班，在"内卷"的时代，很多父母只是为了求安心才给孩子报名。其实只要有小伙伴一起玩，能接触到外界，特别是自然界的刺激，孩子的大脑就可以正常发育，不需要揠苗助长。孩子的天职是做游戏，最好的老师和玩具就是他的玩伴。

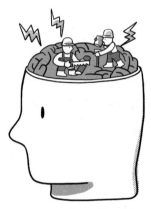

学习可以重塑大脑中的神经连接

还有一点特别重要。为什么小朋友都是大头娃娃？因为人类身体发育的速度没有跟上脑袋发育的速度。这其实是一个非常聪明的发育策略，只有先长脑袋，才会有足够的时间去学习新的技能，去适应环境。至于身体上的不足，暂时没有关系，因为有爸爸妈妈来关爱、帮助他们。相比其他物种，人类的幼崽是最需要照顾的，这都是为了给大脑发育创造机会。

儿童到6岁的时候，大脑重量已经可以达到成年人的95%。这个时期的孩子开始理解自己的思维过程，也开始建立信任。他们的大脑继续发育，继续在他们的世界中形成和打破神经连接，直到他们进入青春期。

## 青春期："大脑发生了什么，我为什么会'中二'[1]？"

青春期的标签是什么？冲动？中二？自私？鲁莽？容易犯错？为什么会这样？

青少年时期是身体迅速成长的时期，而大脑的成长速度却相对慢了下来。尤其是大脑的背外侧前额叶皮质，它们最后发育，却主管人类的决策、行为，以及抑制冲动。男性的这部分大脑要到28—30岁才能完全发育成熟，而女性25岁就长好了。所以说男人晚熟，特别是18岁以前容易冲动，中二居多。这也是"男人三十一枝花"的原因。因为男人在这个年龄随着背外侧前额叶皮质的成熟，多了一种迷人的成熟气质，褪去了年轻时的青涩和冲动。

青少年时期的大脑拥有非常强的可塑性，青少年具有将自己大脑塑造成一台高效处理器的能力，因而迅速长大成人。我们应当尽量利

---

1　网络流行词，主要指青春期特有的思想、行动、价值观，是对青少年叛逆时期自我意识过剩的一些行为的总称。——编者注

用这一特殊的时期，通过适当引导，让青少年将身上的全部能量投入到学习和获得新体验中去——无论是埋头苦读，加强运动增强体质，还是通过学习艺术表达自己。但是青少年的决策回路仍在形成之中，他们稚嫩的大脑仍然需要加以保护。

## 成年：脑力如何维持

接下来的故事，你可能比较熟悉。我们的脑力在22—25岁时达到高峰，然后一路下跌。随着年龄的增长，记忆力减退、注意力不集中等症状会不断出现。这是一种自然现象。

虽然精力会减退，但是成年人的大脑依然具有可塑性，终身都可以学习成长。关于这一点，下一节我会展开讲。

## 老年：学习真的可以延长寿命

"活到老，学到老"是老祖宗留下的一句充满正能量的话，然而，现代科学研究的结果却是因果倒置，只有"学到老"，才能"活到老"——大脑学习的行为能够显著延长人类的寿命。

研究表明，人们受教育程度越高，寿命越长。根据来自美国威斯康星大学人口研究所的数据，高中毕业后，每增加1年的学习时间，75岁以前死亡的概率就会减少16%。

受教育使人更有可能获得更好的工作、更完善的医疗保障，也能让人更清楚地知道如何照顾自己。同时，持续的学习丰富了人的知识储备，对维持大脑功能、预防阿尔茨海默病等慢性疾病具有重要的意义。

虽然阿尔茨海默病是具有物质基础的疾病，不容易治好，但其表现就是人的认知能力不断降低。

大脑是有认知储备的，它对大脑的寿命至关重要。大脑里的认知储备越多，你就有越多的储备可以失去，就越不会表现出明显的病症。

神经学权威杂志《神经科学》（*Neurology*）发表文章称，阅读对大脑具有与运动同等的保健效果，能有效减缓衰老所引起的记忆力和大脑功能的减退，也可以在一定程度上预防阿尔茨海默病。没有阅读习惯的人罹患阿尔茨海默病的概率，大约是有良好阅读习惯者的2.5倍。

**那么，怎样阅读效果更好呢？**

第一，比起集中在一天的时间里阅读，每天坚持30分钟更有效。密集阅读容易让人困倦厌烦，每天学习一点点可以维持兴趣，提升学习效率，也符合记忆的规律。

第二，固定阅读时间，培养好的阅读习惯。可以在上班或者上学的地铁上阅读，也可以在睡前或者起床后安排固定的时间阅读。每天坚持在固定的时间阅读打卡，请朋友和家人监督自己。

第三，找到阅读的榜样，向优秀的人学习。把身边的人发动起来和你一起阅读；参加读书会、新书发布会、读书沙龙等活动，结交志同道合的朋友，向"学霸"们学习阅读习惯和阅读方法，日积月累，必然有所收获。

# 脑重塑：
# 成年人的大脑定型了吗？

许多人认为，成年以后大脑就已经定型，没有机会变得更聪明，学习一项技能也变得非常困难，无法像小时候一样简单。等待大脑的，不过是随着年岁增长的衰老和萎缩。

这种想法无比悲观。然而，事实真的是这样的吗？

## 脑肿瘤患者的脑重塑

先看看我的一个患者的故事。

有位中年脑肿瘤患者，手术前检查发现，一个巨大的肿瘤就长在他大脑的运动神经传导束上。

运动神经传导束是大脑里由千万个神经细胞组成的神经连接链条，将人类的大脑通过脊髓一直连到肢体，这样大脑就可以操控四肢自由地运动。

注意，操控身体的并非整个大脑，而是大脑中的一小部分脑回，叫作大脑的运动功能区。运动功能区位于大脑的中央前回，是大脑额叶的一条特殊脑回，负责管理人体对侧肢体的运动。左半球大脑运动功能区管理的是右手右脚的运动，右半球运动功能区管理左手左脚。

说起来，运动神经传导束有点像提线木偶的"提线"。如果手术中切除这个肿瘤，势必会损伤"木偶的提线"，理论上必然导致提线断裂，偏身瘫痪。但因为这是恶性肿瘤，我们无法保守治疗，只能硬着头皮把肿瘤全部切除，来延长患者的生命。他本人为了活命，也接受瘫痪的结局。

不出所料，手术后这位患者得了偏瘫，半身不遂，大小便都要在床上解决。他问我："黄医生，我还有机会站起来吗？"我安慰他说："有机会的，只要你好好做康复训练，一定有机会重新走路。"其实，说这句话时我心里也没底，毕竟大脑的运动功能区和传导束因为肿瘤的侵犯已经被切除大部分，他能不能恢复，谁也说不好，但是人总要活在希望之中。

他却把我的话听进去了，非常高兴，变成了康复科最勤奋的患者。每天最早起床，第一个到康复训练室抢康复机器进行训练："因为黄医生说了，**康复训练就像上学读书，越努力的学生成绩越好。**"时间一天天过去，他渐渐能下床了。三个月后到我门诊复查的时候，他拄着拐杖一瘸一拐地进来。半年以后，他竟然连拐杖也扔了，大踏步地走进我的诊室。

他对我千恩万谢，我惊诧于他进步如此神速。我给他做了一个脑部的磁共振，神奇的事情发生了，他大脑中原来的神经传导束已经没有了，但竟然在旁边重新建立起了新的传导束！大脑自发地塑造了新的"提线"，所以又能行使功能了。

大脑根据环境的改变重新产生神经细胞或者神经连接，在专业上就叫作大脑的可塑性。以前我们认为人的大脑可塑性只在孩提时代存在，特别是婴儿时期大脑的学习能力最强，所以年少时学习的内容是最难忘记的。而现在的神经科学研究表明，大脑在一生当中都具有可塑性，所以瘫痪的患者可以重新学会走路，语言功能损伤的患者能够重新学会说话。

## 正常人的脑重塑

对于正常人，大脑的可塑性同样伴随终生。

什么是学习？就是大脑将自己的神经细胞重新排列组合，塑造成另外一种模式，从而使人学会一样东西。

比如，我们的运动能力可以通过反复训练得以提高。刻意练习可以让大脑中央前回运动功能区变大，使得更多的神经细胞参与到运动之中，也可以让运动传导束变得更丰富，和周围脑区（小脑、基底节等部位）连接得更紧密，这样对于运动的速度和精确度以及整个身体的协调感都有极大帮助。

爱因斯坦的大脑曾经被解剖，科学家发现他的大脑运动功能区的手区特别发达，经过分析发现，是因为爱因斯坦酷爱音乐，长期拉小提琴，长时间的训练让他大脑中的手部运动功能区扩大。许多运动员的头部磁共振报告也表明，他们大脑的运动功能区特别发达，这也是长期训练的结果。

再举个例子。

在神经科学史上有一项著名的研究：伦敦出租车司机案例。

伦敦的道路非常复杂，是一个能让GPS（全球定位系统）导航都陷入瘫痪的城市。伦敦主干道很弯曲、主干道间的连接也是奇怪的夹角，城市中到处都是单行道，环形交叉路和"断头路"也随处可见，泰晤士河在城市中央穿过；此外，伦敦市采用古怪的编号系统，经常出现单看地址就找错地方的情况。

假如你要环游伦敦，别想着租车通过导航自驾，因为这样一定会让你迷路。最好找一辆出租车——它们无处不在，而且司机有着令人震惊的能力，他们能以最高效的方式把你从甲地载到乙地，不仅会考虑各种可行路线的长度，还会顾及不同时间的交通状况、临时路况以及道路封闭情况。

如果你想再逛一次查令十字街上那家专卖各种时髦帽子的小店，即使你无法完整回忆起来它的名字，也没关系，只要你记得，帽子店的隔壁是一家出售纸杯蛋糕的面包房，老司机就能带你找到这个地方。

伦敦出租车老司机的大脑跟普通游客有什么区别？他们为何拥有如此惊人的能力和强大的记忆力？

科学家将老司机和普通人做对比，通过磁共振影像技术发现，老司机们的**大脑海马回后侧部分明显增大。**

这个研究至少说明两个问题：第一，海马回是记忆的关键部位；第二，一个人即使成年了，只要他认真地学习、复习专业知识，大脑仍然可以继续发育。我们每分每秒的学习都在潜移默化地改变大脑结构。这种改变是一生都在进行的。

## 大脑重塑的关键：从不闲置任何区域

我们都有类似的经历：学习一项新的技能，一开始会觉得很难，但是慢慢地会觉得越来越容易。这是因为大脑的神经重塑功能，在大脑里通过改变神经细胞的连接，给你打开了一条新的神经通路。这就好像走在一片荆棘丛生的丛林里，一开始无路可走，但是走得多了，路就被开辟出来了。**改路是大脑神经重塑的关键。**

明白了大脑一生都具有重塑功能，你就会知道，大脑其实不断在根据周围的环境和条件改变着自己。你所说的每一句话，看的每一场电影，和每一个人的接触、恋爱，其实都在不断改变着你的大脑，塑造着一个不断更新的你。

所以，你应该更加积极地面对生活，坚持学习强化大脑，保持活跃的思维，不要和时代脱轨。

很多大脑疾病其实也并不是必然的，而是可防可治的。你的饮食、睡眠、生活习惯以及性格的养成都在不断改变你的大脑，既可以让它更健康，也可以让它走向衰弱。

那么，是大脑决定了思维，还是思维决定了大脑？思维和大脑并不是割裂的，它就像一个硬币的两面，当你改变自己思维的时候，你的大脑也会发生改变；当你的大脑发生改变的时候，你的思维也会发生改变。

换句话说，**你可以通过改变自己的行为和思维方式，来改变自己的生物学特性，这是保养大脑的理论基础**。虽然人类无法活到200岁，但是我们可以通过自己的努力优化健康状况，活到超过人类的平均寿命，更重要的是，在老年的时候依然可以保持聪明的大脑。

## 幻觉：
## 我们所认知的世界是否真实？

作为一名脑外科医生，我经常经历一些匪夷所思的情况，比如术后患者的幻觉。

一个烟瘾很大的患者，开完刀可能会对我说："哎，把那包烟给我拿过来。"但其实那边并没有烟。也有患者做完脑部手术以后，会看到很多死去的亲人。我最近给一位70岁的老太太开刀，术后第五天她就跟我说："黄医生，我看到了满屋子粉红色的洋娃娃。"实际上病房里并没有洋娃娃。

不管你几岁，少女心万岁！

如果说患者因为脑部刺激产生幻觉所看到的并不是真实的世界，那我们正常人看到的世界是否真实？

我们能看到或者听到周围的世界，全是因为我们的大脑。**那么是不是有光直接射进大脑里面？或者有声音直接传进大脑里面？完全不是**。眼睛和耳朵作为感受器官，把光线和声音的信号转换成电信号，再传入到大脑中。大脑把这些电信号进一步解码还原成我们周围的世界。

主管视觉的大脑皮质就在我们的后脑勺里面，学术上叫"枕叶"，也就是睡觉时垫枕头的地方。很多人都有这样的经历：往后摔倒，后脑勺受伤的时候，会感觉"眼冒金星"，其实眼前并没有"金星"，而是因为大脑的枕叶皮质受到了刺激。

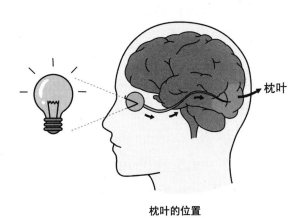

**枕叶的位置**

作为正常人，你的大脑一辈子生活在黑洞洞的颅骨里。除非脑壳破裂，否则不会有任何光线和声音进入颅骨。大脑所能感受到的只是通过眼睛和耳朵传进来的电化学信号，即一波波生物电的脉冲，然后大脑再对这些电化学信号进行解码。

这提醒我们，只要在这个传导通路里做点手脚，给予一点电或者额外的化学刺激，大脑就有可能对客观世界产生偏倚的认知。这就是吸食毒品会让人产生幻觉的原理。

那么，在大脑病态的情况下，会发生什么？

大脑在正常工作的情况下，解码的信号一般可以反映客观世界。但是当大脑有病变，或者经过了手术或药物的刺激以后，大脑的工作就会产生错误。人会看到或者听到不存在的东西。这就是幻觉产生的原理。

幻觉的产生往往根源于人们内心深处的渴望。比如，你很喜欢一个明星，你产生的幻觉就有可能是和这位明星见面了；你很思念逝去的亲人，那你产生的幻觉可能就是见到这位亲人；如果你很热爱你的工作，那你产生的幻觉就可能是关于你的工作的。

比如我有一位患者，他是一个保安，在脑部手术之后第五天产生了幻觉，幻想自己仍然在工作。他穿着病号服，站在病房门口，我问他："你做什么呢？"他说："我在做保安，你要进去吗？请出示你的绿码。"我只好乖乖展示我的绿码。

不过，手术后产生这些幻觉是非常正常的现象，经过恰当的治疗，这样的幻觉完全可以消失，并且患者完全可以恢复正常的生活和工作，不会有任何后遗症。

我还有一位患者，他是一个领导，而且是单位的大领导。他做了脑部的手术。开完刀，大脑受到刺激，也产生了幻觉。他产生了什么幻觉呢？他把整个病房当成了他的会议室。他在开会！

他坐在病床上大声喊："人民群众今天所反映的问题，我们一定要解决！"这个时候我正好推门进去查房。他看到我就对我说："你怎么可以随便进来？你不知道我们正在开会吗？"

我马上明白是怎么回事了。这个时候不能跟他对着干。他血压一上来，分分钟会脑出血。所以我只能说："领导开会辛苦了，小黄是来给您倒茶的。"我就倒了一杯茶递给他。他喝了一口茶，对我说："谢谢你，做好会议记录。"我马上对他的家属说："听到了吗？领导叫你做好会议记录。"

家属也特别机灵，马上拿出一个笔记本，真的就开始记。我一看他写的，哎哟，不得了，"白日依山尽，黄河入海流"……然后我就悄悄地关上门，出去了，给他开了两片治疗脑部精神疾病的药物。

三天后，他恢复了正常，跑过来向我道歉："黄医生，非常抱歉啊，前几天冒犯了。"我说："不会不会，这说明你是一个好领导，你心里只有工作，只有人民。如果你看到的是满屋子的人民币，那你就不是一个好领导。"


**那么，正常人会出现幻觉吗？怎么判断哪种是正常的幻觉，哪种是疾病引起的幻觉？**

前面讲过，只要大脑功能紊乱，就可能产生幻觉。所以正常人在疲劳、精神压力大的情况下会出现幻觉，有些人在入睡前也会产生幻觉。但是正常的幻觉有两个特点：第一是偶尔出现，并不经常发生；第二是产生幻觉的本人非常清楚，眼前是幻觉而不是现实。

如果幻觉经常出现，比如一天出现好几次，或者本人坚信幻觉是真实的，开始分不清现实与虚幻了，那么这可能就是疾病，要早点去医院就诊。


## 脑垂体：
## 生孩子究竟是谁说了算？


三孩政策好似平地一声雷，炸出许多段子手。有人说连结婚、一孩、二孩的KPI（关键绩效指标）都没完成，谈何三孩？有人调侃道，要是65岁还健在，要带9个孙子孙女；还有人说，做互联网的都知道拉新用户有多难，所以只能不断消费老用户了！

要我说，你们都想多了，先评估一下自己还能不能生才是第一位的。现如今，不孕不育的人实在太多了。

在身体里，生育究竟是谁说了算？如果不能怀孕，究竟是哪个器官在罢工？是子宫吗？是卵巢吗？还是先问问它们的领导是谁吧。

脑垂体，位于大脑的底部，如果把我们的头比作一个球体，垂体就在球心的位置。虽然只有1.5厘米左右大小，却掌管了全身的内分泌功能，其中就包括生殖功能。女性的子宫和卵巢、男性的睾丸和阴茎都归它管。

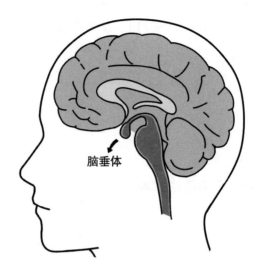

**脑垂体的位置**

那么，它怎样管理它们呢？可以想想：你的领导是怎么管理你的？上级单位如何管理下级单位？中央怎么管理地方？

当然是发文件。

上级单位发文件，下级基层人员认真执行文件，贯彻文件的精神，整个社会从而有条不紊地运转。垂体则通过分泌激素，从上往下传递，管理身体的器官。这一份一份的激素，实际上就像一份一份的文件，它们告诉卵巢和子宫，什么时候该做什么，比如排卵和来月经。

如果有一天垂体病了，比如长了一个肿瘤，就可能出现激素传不下去的情况。上面的文件没法往下传递，下面的人就不知道该干吗，一下子就乱套了。没人管的情况下，会出现什么状态？一般有两种。

第一种状态，消极怠工。该来月经了，没收到通知，那就来一点点。或者中秋节快到了，心情好，多来一点。这叫月经失调。

第二种状态，干脆就不干了，卵也不排了，月经也不来了。这就是闭经、不孕不育。

当这个垂体肿瘤被脑外科医生摘掉，上面的激素又可以往下传递的时候，所有功能又可以恢复，因为身体器官没有坏，只是通信出现了问题，本身工作能力还是没问题的。

有一天我刚做完手术，很疲劳，接了一个陌生的电话。电话那头是位男士，声音很激动："黄博士，我老婆给我生了个大胖儿子，谢谢你啊！"我当时没反应过来，觉得这人是个骗子，就准备挂电话。对方立刻急了："黄医生不要挂。我是你的病人，我老婆几年前在你那儿开过刀，垂体瘤你还记得吗？"我突然想起来，确实有这个人。

这对夫妻关系不好，为什么呢？结婚很多年没要上孩子，于是你怪我，我怪你。男方先去检查，没问题。女方再去检查，也没问题。吃了很多年药还是没有用，两个人非常着急。

后来遇到一个有经验的妇产科大夫，对他们说，女方下面查了没问题，再查查上面。女方就做了个头部磁共振，发现长了垂体瘤，于是来就医。我们给她做手术，从鼻子里做微创，把肿瘤拿掉了。她开完刀两个月后来了月经，过了一年多就怀孕了。

那么，垂体瘤是不是一定要开刀才能治好呢？不一定，有些类型的垂体瘤吃药就可以解决，比如泌乳素型垂体瘤。

有一天我门诊快要结束的时候，一个中年男子，没挂号就闯了进来："黄医生，你还记得我吗？我老婆前几天生了个胖儿子，谢谢你啊！我要送你锦旗，你实在是太棒了！"我说："大哥打住，您这是从何说起？"

他开始讲他的故事。

他因为性功能障碍，三四年前在当地医院查出了脑垂体瘤。他很害怕，不敢开刀，就一直拖着，后来拖到肿瘤压迫神经，视力都下降了，实在熬不住，才到门诊来找我。

我了解情况后就问他，有没有服用药物的病史。他说："黄医生，我没有吃过药，但是我吃过蝌蚪。"我就问他为什么要吃蝌蚪。他说是因为性功能障碍，老婆怀不上孩子，听说吃这个东西能以形补形。

我大为震惊！这都什么年代了，还有人相信这些迷信的说法?! 他说："刚开始觉得有点用，后来发现根本没用，还觉得有点恶心。"我说："是啊，我想着都觉得恶心啊！如果你真的要看中医，就找个专业负责的中医医生，吃正规的配制过的中药。可别再信那些没有根据的民间传说了。现在快去抽血做检查吧！"他说："黄医生，我全听你的。"

非常幸运的是，检查结果显示他的垂体瘤是泌乳素型垂体瘤，是可以通过吃药治好的，不用开刀。我给他开了口服药，让他回去观察。半年以后他到我的门诊来复查，发现肿瘤迅速缩小了。两年以后，他的孩子顺利降生，他激动万分，特地来找我，跟我分享这个好消息。

他掏出了感谢信："黄医生，我念给你听……没想到这么简单，每天吃三片药，就好了。我非常感谢你，黄医生，你是我这辈子做得最正确的选择。"

我说："不要说得这么肉麻，你不是选择了我，你是选择了科学。"

如果你人到中年，还想生第三胎，就一定要保护好自己的脑垂体。如何做到呢？平时要注意避免三个"混乱"。

第一，避免作息混乱，不要熬夜或者晨昏颠倒。

第二，避免乱发脾气，要控制好情绪，保持心情舒畅。

第三，避免男女关系混乱。

因为生活规律、激素的分泌、性功能都与垂体功能密切相关。

那么，怎样判断自己是否有垂体疾病，需要及早就医呢？

第一，要注意视力有没有下降。

用眼疲劳、年纪增大，也会导致视力下降。但是近视眼、老花眼都是可以通过配眼镜解决的，而脑垂体疾病引起的视力下降，眼镜一般搞不定。如果视力下降到连更换眼镜都不能改善，那可能就是垂体瘤压迫视神经的表现。

第二，要留意30岁以后手脚是否会再长大，脸部是否越来越大，身体是否再次发育。

一般来讲，人在30岁之后骨骼定型，不会再长高。但是生长激素型垂体瘤会分泌大量生长激素，促进人体骨骼和肌肉的再发育。如果很久不见的朋友问你"你怎么脸变大了，鼻子变大了，手掌也粗了"，别犹豫，快点到医院检查吧。

第三，女性要检查自己的乳房是否会溢乳，月经是否正常。

通常，哺乳期的女性才会溢乳。如果不在哺乳期或者孕期却出现了溢乳现象，有可能是泌乳素型垂体瘤分泌了大量泌乳素，造成身体处于哺乳期的假象。

此外，垂体瘤的压迫还会造成激素分泌紊乱，卵巢、子宫工作混乱，引起月经失调、闭经甚至不孕不育。出现这些症状，都需要警惕垂体是否有病变。

# 口才：
## 管理语言能力的不是舌头，而是大脑

小时候看《三国演义》，诸葛亮江东舌战群儒，我佩服得五体投地，梦想着有一天也能像诸葛亮一样拥有三寸不烂之舌。

大人们总是说，"吃什么补什么"，于是我吃了很多猪舌、牛舌，结果收效甚微。做了脑外科医生之后，我才知道，管理人类语言能力，也就是"口才"的器官，并不是舌头，而是大脑。

语言是人类特有的功能。有些动物虽然也有"语言"，但仅仅局限于发出不同的声音，传递简单的信息，并没有形成复杂的语义系统和语法系统。只有人类的语言是体系化和规模化的，不仅能描述具体的事物，还能表达抽象的意境。而这一切都要归功于人脑中独特的结构——语言功能区。

大脑中负责管理语言的脑回叫作语言功能区，破坏了这些脑回，人可能就不会说话或者听不懂别人的话。有趣的是，语言功能区只存在于一侧大脑半球。对于大多数人来说，如果习惯右手拿笔写字，语言功能区就位于左脑。而左撇子的语言功能区大多位于右脑。

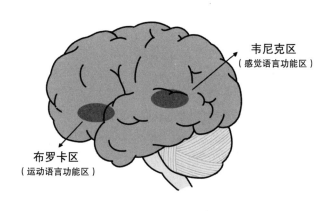

**语言功能区的位置**

语言功能区主要分为两个部分。第一部分是"运动语言功能区"，位于人脑的额叶（在太阳穴附近），主要管理语言的表达。失去了"运动语言功能区"，将出现"有口难言"的情况：心里想讲，但是表达不出来。

比如我有一个患者，脑肿瘤侵犯了运动语言的脑回，手术中这部分不得不被切除以延长生命。手术后，患者只会发一个音节——"要"。你问他叫什么名字，他说"要要要"。想吃什么？"要要要。"说着说着就憋红了脸，自己都觉得好笑。幸好后来经过康复训练，他恢复了语言表达能力。

第二部分是"感觉语言功能区"，位于人脑的颞叶（在耳朵尖后方1—2厘米处），主要负责对语言的理解。如果这部分因为疾病或者手术被破坏，患者可以正常吐字发音，但却听不懂别人在说什么。

比如临床上有一名女患者，由于感知语言功能区受到损害，无论她老公说什么，她都听不懂，只是一直在说"你就是不爱我"。

"你叫什么名字？"——"你就是不爱我。"

"我是谁？"——"你就是不爱我。"

"你想吃什么？"——"你就是不爱我。"

"我爱你啊"——"你就是不爱我。"

……

说不同语言的人，脑中的语言功能区位置还不大一样。比如讲中文和讲英语的人，语言功能区分布就不同。如果一个人既会说普通话，又会说英语，还能说四川话，那他的语言功能区可能比只会说普通话的人大得多。

每一个人所掌握的语言不一样，这就意味着每个人的语言功能区也不一样。因此在手术中精确定位语言功能区就变得非常困难。要精准定位，唯一的办法就是让患者在手术中保持清醒并和他对话，把负责语言能力的脑回一条一条地试出来。关于这一点，我会在第七章展开讲。

**那么，语言能力究竟是天生的，还是后天可以训练的？**

回到前面的案例。那个手术后只会发"要"这个音节的患者，手术前，我们为她做了详细的头部磁共振评估：肿瘤位于语言功能区，没有办法避免损伤，为了保住性命，只能忍痛切除部分脑回。

手术以后，患者只会发一个音节，头部磁共振也显示，原先的语言功能区确实废掉了。当她来问我她的说话能力能否恢复的时候，我不太有把握，但依然鼓励她说："有希望的，只要你持之以恒地练习说话。"

她非常相信医生的话，回去以后就努力做语言康复训练。半年以后来找我复查时，她竟能比较流利地说话了，只是在说一些复杂词语时有些结巴。更神奇的是，半年后的磁共振显示，她的语言功能区回来了！在原来切除掉的地方没有长出新脑回，但是，在大脑的其他脑回上发现了新的语言功能区——其他的神经细胞代替了失去的神经细胞行使功能。

前面提到，大脑根据环境的改变产生新的神经细胞或者神经连接，用专业术语表述就叫作大脑的可塑性。

研究发现，掌握两种语言的人比掌握一种语言的人大脑里面语言功能区的神经细胞更多，神经细胞间的连接也更丰富。专业的音乐家，大脑里面处理听觉刺激的脑回会比非专业人士的更大。

如果你不断训练，神经细胞间的连接（突触）数量就会增加，但如果你停止训练，突触就会慢慢减少，就像你停止锻炼，肌肉就会萎缩一样。

所以不管是对普通人，还是对处于术后康复期的患者来说，学语言没有捷径，关键在于努力练习。多听、多读、多讲、多用，不断刺激大脑的神经细胞产生新的连接，扩大大脑的语言功能区，你一定能成为口才达人！

Chapter *2*

# 终身学习：
# "学霸"背后的脑科学秘密

## 大脑只使用了 10% 吗?

作为一名脑外科医生，经常有朋友问我："大脑只使用了10%，这个说法是真的吗？"

我的回答是："如果这个说法是真的，我们脑外科医生在手术中就不用这么小心翼翼地使用显微镜来保护每一毫米的脑组织了。反正都用不上，就尽情地切除吧。"

现代神经科学研究表明，每一寸脑组织都在人类的整个生命中发挥着重要作用。虽然有些脑组织被破坏后，可以通过"大脑的可塑性"派遣其他脑组织来代替其功能，但有些脑组织的功能是独一无二的，无法被替代。所以脑部手术要本着"应保尽保"的原则，在保留脑功能的基础上尽量切除病变组织。

然而"大脑只使用了10%"这个貌似科学的理论流传甚广，也成为一些心灵鸡汤式读物的重要营养成分。下面我说说它的问题在哪儿。

## 从神经科学的角度反驳

第一，该观点从提出到推论，逻辑并不严谨。

"大脑只使用了10%"这个说法最早可以追溯到20世纪早期一位名叫威廉·詹姆斯的美国心理学家，他曾说过："普通人只发挥了其潜在智能的10%。"这个说法本身没有什么大毛病，只是后来经过多人引用后，就变味成"人的大脑只使用了10%，亟待开发"。

第二，提出该观点的时代受限。

脑科学研究中，对大脑功能的了解非常依赖高科技设备，比如脑部高分辨率CT、高场强磁共振等。该观点是在20世纪初期提出的，那时脑科学诞生不久，脑部CT、磁共振等重要影像技术还不成熟，人类对大脑的认识十分有限，对大脑功能区的解剖和功能学的研究也尚在起步阶段。当时没有任何设备可以估算大脑工作的状态和功能使用的情况。

第三，该观点的表述本身不具备科学性。

如果要严谨地提出人类大脑使用了10%，必须先估算出人类大脑可以使用的总量有多少以及目前的使用量是多少。可是对于这两个问题，就连目前最新的文献都没法完全清晰地回答，就更别提100年前了。

第四，当今大脑的功能磁共振表现击破谣言。

大脑的功能磁共振是一种探索大脑工作状态的先进武器。它通过分析神经细胞消耗氧的程度，探索神经细胞是否在工作。耗氧量高说明这部分脑组织正在工作中（一般显示成红色），而耗氧量低说明是在休息状态（一般显示成灰白色）。因此，它可以通过直观的图像颜色对比实时告诉我们：大脑的哪个部分在工作？哪部分在休息？

功能磁共振检查表明：当我们睁着眼睛时，即使什么都不做，大脑也仍然在工作。如果我们做出一些复杂的动作，比如走路、说话或者学习，大脑、小脑、脑干都会被激活，这部分区域就不止10%，有时甚至会超过40%。

第五，医疗角度提供了反证。

换一个角度，作为医生，我从来没有听说过哪位患者大脑被切除了90%，仍然能活得很好。相反，有时大脑只要受一点点伤就可能引起严重的疾病和功能衰退。

我举个例子。脑出血是一种死亡率和致残率很高的疾病，它在某种程度上证实了人脑是多么脆弱。有时10—15毫升（一汤匙的容量）的脑出血就可以导致一个成人半身不遂。而脑部血肿超过30毫升（两汤匙的容量）就可能让一个成人陷入昏迷，需要通过紧急开颅手术清除血肿。如果"大脑只使用了10%这种说法"成立，那出这么点血根本无所谓。

第六，不符合生物进化的规律。

生物进化的一个重要的特点是"保持最大效率，不养闲人"。如果一个器官只使用10%就可以满足生物的生存需求，那其余的90%就没有存在的必要。

就像人类的尾巴、阑尾都已经逐渐退化一样，大脑如果长期闲置，也会逐渐越来越小。但对人类化石的研究表明，人的大脑不仅没有越来越小，反而越来越大。

实际上，大脑是绝不允许功能闲置的。当你把眼睛蒙住两个小时以后，触觉系统就会加强，部分视觉传导通路会改成传递触觉的通路。同样，盲人的触觉和听觉为何比一般人要强？因为当视觉受损时，大脑中原本负责视觉的脑区会代替行使听觉和触觉的功能。

## 大脑已经物尽其用，日常保护很重要

站在科学的角度，可以说我们的大脑已经物尽其用，我们要做的是保护它，让它更健康；锻炼它，让它更灵活。那么怎样保护大脑，让它尽量不受到伤害呢？后面的章节中我们会详细讨论。这里简要列出一些损害大脑的事情，希望大家能够尽量避免。

### 物理性损伤

1. 出生时的产伤，比如生产不当导致的脑出血、颅骨畸形；

2. 车祸、斗殴等造成的脑部外伤；

3. 电离辐射（医用X光、CT机等）、核辐射等环境污染。

### 化学性损伤

1. 出生之前受到的药物伤害，比如母体服用抗生素、抗病毒药物、化疗药物等；

2. 长期大量喝酒；

3. 吸烟；

4. 吸毒；

5. 长期大量摄入咖啡因；

6. 不健康的饮食，如高脂肪、高糖、缺乏维生素B等；

7. 各种环境污染导致的大脑伤害，比如：有机磷酸盐农药；用作火焰抑制剂的多溴联苯醚；燃烧相关的空气污染物，其中包括多环芳香烃、二氧化氮和不溶性微粒；主要来源于水管和涂料中的铅、水银、多氯联苯等。

### 情绪性损伤

1. 消极的想法。大脑会将消极想法与危险当成同一种刺激来处理，使血压升高、大脑运作变慢，解决问题的能力下降，并且让人感到压力变大；

2. 长期处于高压、紧张的环境；

3. 焦虑、抑郁等情绪性疾病。

### 生活习惯因素

1. 长期缺乏睡眠或者有睡眠障碍；

2. 缺乏体力锻炼；

3. 长期沉迷于电子产品。


## 智力是天生的吗？

作为一名脑外科医生，我做过将近7000例手术，触摸过接近7000个大脑。在我的患者里面，有领导干部，有企业高管，也有普通百姓，还有连医保都交不起的人。虽然职业没有贵贱之分，但人的成就却有高低之别。那些成功人士中不乏高智商者，他们的大脑结构是否有所不同？是否像武侠小说里面描述的那样"骨骼清奇"？

非常抱歉，让您失望了。我确实没有发现什么特殊之处。在脑科学研究领域，也不是只有我一个人抱持这样的观点。爱因斯坦曾说过："我并非天赋异禀，我只是好奇心很强而已。"好奇心驱动的求知欲和主动学习创造的能力，才是天才成功的必要条件。

那么，智力的真相是什么？人的智力是先天注定的吗？是否可以通过后天努力而改变？智力是否可以被客观地测量？智商测试是否靠谱？

## 人的智力是先天注定的吗？

这个问题要从两个角度来看。

一方面，人与其他动物的大脑有着本质的区别，智力有大幅度的差距。从这个角度讲，人的智力是天生的。因为智力是大脑功能的体现。而拥有什么样的大脑，则是由基因决定的。人的基因表达决定了人类大脑的形成，这是拥有高等智力的物质基础。而其他动物的基因无法表达出人类的大脑，动物无论怎么努力都无法达到人类的脑容量和智力水平。

另一方面，人与人之间在先天智力上差别不大。只要是健康的大脑，它们的脑容量都基本一致，脑与脑之间并没有本质的区别，因此拉开智力距离的并不是先天因素，而更多取决于后天。

脑科学研究表明，**生物的智力是基因与环境交互作用的结果**。这就是著名的智力"G×E"模型。这个模型说明：生物的智力表现是由基因（gene）与环境（environment）的乘积决定的。

比如，即使是基因背景完全相同的同卵双胞胎，后天接受的教育不同，智力也会大相径庭。可见，基因虽然是一切的基础，但它只起到权重的作用，后天环境影响和自身努力才是决定我们智力表现的关键因素。

从本质上讲，大脑对智力的承载取决于三个因素，一是神经细胞的数量，二是神经细胞功能是否正常，三是神经细胞之间连接的复杂程度。

每个人大脑神经细胞的数量基本一致，这是智力的物质基础。但是神经细胞功能是否正常、是否活跃，神经细胞之间的连接是否丰富，则取决于大脑是否健康、大脑的营养是否充足、后天的训练是否到位等等。

在第一章中我们提到，智力的发育在人类胚胎期就开始了。所以，从受孕阶段开始就要注意营养的摄入，宝宝出生后也要进行适当刺激和正确引导，促进其大脑的健康发育。

## 智力是否可以通过努力而改变？

当然可以。智力只是一个笼统的说法，它包含了记忆能力、逻辑推理能力、语言能力、感知和适应环境的能力等等。而众所周知，以上这些能力都可以通过适当的训练来提升。

英国伦敦大学学院韦尔科姆基金会神经成像中心研究团队2011年在著名科学杂志《自然》（Nature）上发表论文：青少年的智商会随年龄出现明显变化。高智商的孩子不一定能一直保持下去。相反，在低年级表现并不出色的学生，将来很可能智商变得很高。

　　研究团队分别在2004年和2008年对19名男孩和14名女孩进行了跟踪式的脑部扫描和智力测试。智力测试分为口头测试和笔试两部分。口头测试主要涉及数学、英语、记忆和知识面等；笔试主要侧重于考察空间推理、图片分析等方面的能力。结果显示，部分接受测试的青少年在平均年龄14岁和18岁时智商出现明显提高或者下降，39%的青少年在口头测试方面发生变化，21%的青少年在笔试方面发生变化。

　　上一章介绍脑重塑时我们提到过神经元和突触的概念。从本质上说，突触的数量决定了一个人的记忆和学习能力。最重要的是，这些神经连接会持续变换，即便到了60岁，如果你持续学习，它仍会发展。

　　由此可见，只要我们活到老，学到老，就可以不断改变大脑，提高智力水平！因为神经细胞功能是否正常，取决于后天大脑摄入的营养和大脑的健康水平；而神经细胞之间的连接是否丰富，则取决于后天的训练和努力。

## 智力测试的局限性

　　智力测试自从诞生以来就碰到过不少"打脸"的情况。许多被检测为"高智商"的孩子长大后并没有取得什么成就。相反，不少智力平平的孩子反而功成名就。这是为什么呢？

　　一方面，人的智力确实会发生动态改变，而智力测试仅仅反映的是某一个时间点的静态结果；另一方面，智力测试是人设计的，必然有局限性和考虑不周的地方。

现代智力测试开始于1904年法国早期心理学家阿尔弗雷德·比奈和西奥多·西蒙对智力能力的评估。当时，法国政府面临着儿童教育中个体差异极大的问题。一些儿童似乎很难从正规的学校课程中获得益处，他们需要通过特殊的课程来学习，然而学校和教育部门对如何甄别出有特殊需要的儿童却束手无策。

法国教育部部长任命比奈等人来研究这个问题。比奈接到任务后，和他的合作者西奥多·西蒙决定编制一项客观的测试，来甄别出那些在课堂上有学习困难的儿童。所以，他们编制了多种涉及推理和问题解决的题目，并反复进行测试，最终形成了世界上第一版智力测试量表（比奈-西蒙智力测试量表）。

比奈-西蒙智力测试量表的目的，只是甄别出需要特别关注的学生并帮助他们，同时促进儿童教育的发展，并不是用来判断某人是否天赋异禀或者预测他们未来是否会有成就。比奈本人也坚信，智力测试并不能像米尺测量身高一样测量人们的先天智力，因为智力并不是单一维度的个体固有属性。

目前对脑科学的研究还有许多空白，人类对于脑功能尤其是高级认知功能还没有充分的认知。在这种情况下所设计的智力测试，必然会有不客观的地方。比如，智力测试测得的智力大多数反映的是获得知识与技能的能力，而不是发现新情况、创造新事物的能力。

智力测试是鉴定智力的重要方法，但不是唯一的方法，更不是万能的方法。单凭智力测试判断某个人的潜力，或把人们所表现的能力分成若干等级，甚至以此为标准决定重点培养的目标，衡量一个人是否在成长等，都是不公平的，也是不科学的，甚至是完全错误的。

以当前人类对大脑的认知，尚无一种客观的方法可以做到对人类智力的准确评估，更别提对命运和成功的考量了。因此，对个人来说，一定要对自己的大脑有足够的自信，不要相信所谓的智力测试。要平和看待所有测试以及当下的成绩，保持终身学习，不断进取。

## 怎样吃才能让自己更聪明？

健康的大脑是"聪明"的基础。只有健康的大脑才能发挥出正常甚至超常的功能，使我们思维敏捷、思路开阔。那么，怎样才能在一日三餐等饮食方面维护大脑健康，让大脑有机会"超常"发挥呢？

### 早餐最重要

美国有一项非常著名的研究：对1000多名学生进行分组测试，结果发现，与不吃早餐组的学生相比，吃早餐组的学生学习成绩更好，注意力更集中，也更少生病。

早餐对大脑的营养非常重要。因为身体经过一夜的睡眠，已经处于能量和营养物质缺乏的状态。所以早上是身体最需要营养的时刻。另外，消化道经过一个晚上的休整，工作效率翻倍，这时也有利于营养物质的吸收。

保持身体健康的秘诀是均衡饮食，大脑的健康也不例外。注意荤素搭配的前提下，我们可以多吃三种健脑食物。

一是必要的蛋白质和脂肪。高品质的蛋白质有鱼肉、鸡肉、猪瘦肉、牛肉等，它们都有助于脑细胞结构的组成。健康的脂肪有坚果、深海鱼类等，它们可以维护脑细胞的细胞膜和髓鞘结构。

二是含乙酰胆碱和核糖核酸的食物。比如小动物的脑及肝脏、卷心菜等绿叶蔬菜、黑鱼子酱、蛋类食品、麦芽糖、大豆卵磷脂等豆类食品，它们可以给大脑带来活力，充分提高记忆力和工作效率。

三是不可忽视的维生素和矿物质。如维生素C能使脑细胞的结构更坚固，充足的维生素C可使大脑更灵活、敏锐。而缺锌会导致注意力不集中，更为严重的可能会导致多动症。缺铁会使人疲倦、乏力、无神。因为维生素和矿物质很难通过食物达到充足的摄入，你可以考虑购买市面上的复合维生素矿物质胶囊，每天早上吃一粒，简单方便。

脑科学研究表明，富含碳水化合物的早餐，有利于提高学习成绩。

大脑作为人体的"总司令部"，是身体最复杂、最活跃的器官。大脑虽然只占整个身体重量的2%左右，但需要消耗的是整个身体大概20%的能量。而人体中能量的最主要来源，是碳水化合物所带来的葡萄糖的分解。所以，早餐要保证足够的碳水化合物的摄入，它们作为葡萄糖的主要来源，是非常重要的，能让你精神工作一整天。

可能有人会问，碳水化合物热量太高，不是不利于健康吗？的确，高热量食物不利于大脑健康，而且高热量食物导致的肥胖对大脑有害，还会让患上阿尔茨海默病的风险成倍增加。**这里说的碳水化合物特指复合的、低血糖指数的碳水化合物，**包括全麦食品、蔬菜和低糖水果（梨、柚子、橙子、柠檬、桃子、枇杷、菠萝、草莓、樱桃、葡萄等）。

## 午饭吃什么？

现在许多单位都有食堂，为了提升口感和吸引食客，这种大锅烹饪的食品，会加入大量的糖和脂肪，损害身体健康。有条件的话，最好自带精心预备的午饭，以防摄入过多脂肪或糖分，下午萎靡不振，影响工作效率。

那么，什么样的午饭有益于健康呢？

第一，从健脑的角度，午饭的食材一定要保证新鲜。

喜新厌旧几乎是人的本能。在食物的选择上，大脑也喜欢一切新鲜的东西。新鲜的食物能够促进大脑内神经干细胞的生长和分化，延缓大脑的衰老。这意味着，过期的、霉变的食物不能吃，油炸的、烧烤的尽量少吃。新鲜的肉类、蛋类、瓜果蔬菜，这些食物非常有利于大脑的保养。

第二，午饭需要补充大量的水。

水作为一种营养素，看上去最普通，却非常重要。水是组成大脑的主要成分，大脑约80%都是水。尤其大脑里的脑脊液，是清除脑细胞代谢废物的重要物质，水摄入不足将导致脑脊液分泌减少，影响大脑的排毒。

有些人一旦投入到工作或学习中，就会忘记喝水。经过一个上午的高强度消耗，还有对早餐的消化吸收和身体代谢，到了中午，身体已经处于缺水状态，这时一定要及时补充水分。这点在炎热的夏天或者空调房里尤为重要。

第三，午饭要注意多样性，搭配不同品种。

午饭中既要有多种维生素与矿物质，又不能单调，以免厌倦。另外，碳水化合物最好挑选全麦食物，如玉米饼，配上鱼肉或者鸡肉。饮品尽量选择纯净水、纯果汁、脱脂或低脂牛奶。

## 晚餐少而精

夜晚对于大脑来说最重要的意义是休息和整理信息，而这些是通过睡眠来实现的。晚餐的选择应该围绕睡眠展开，以安心凝神为主，以调整大脑的状态。

在食物选择上，晚餐不宜太油、太辣、太刺激。建议晚餐的搭配50%是蔬菜，25%是低脂蛋白或者肉类，25%是粗粮，如糙米或全麦面食。

复杂的碳水化合物（如全谷物、全麦）可以达到催眠的效果，因为它们可以缓慢而持久地供给血糖。相反，简单的碳水化合物（如白面包、糖）会加重睡眠问题，因为它们会快速升高血糖，导致体内血糖不稳定，增加浅睡眠，甚至使你在睡眠中苏醒。

富含色氨酸的食物（牛奶、小米、核桃、瓜子、醋等）有助于安眠，因为色氨酸可以转化为血清素，再转化为褪黑素，促进睡眠。不建议晚餐摄入大量蛋白质，因为不易消化，可能导致失眠。

劳累了一天的身体会产生大量的氧自由基，作为代谢废物毒害身体，晚上饮食补充一些天然的抗氧化剂非常有必要，比如蓝莓、黑枸杞、芦荟汁等等。

进餐时间最好安排在晚上6点左右，尽量不要超过晚上8点。8点以后，尽量不要再吃任何东西，饮水除外。并且最好在晚餐4小时后再就寝，这样才能使晚上吃的食物充分消化。

在食物摄入量上，晚餐少吃（六七分饱即可）有助于快速入睡，保证充足的睡眠。

## 怎样提升学习效率？

每个人心中都有一个"学霸"梦，都想一目十行，过目不忘，每每考试都进入年级前十名。可是梦终究会醒来，梦醒时分难免流下"学渣"的泪水。

学习的效率，不是想提升就能提升的。要记忆的内容，也不是想记住就能记住的。许多知识我们想记却记不住，而有些痛苦的事情我们想忘却忘不了。为什么大脑在记忆方面偏偏不听我们的话，甚至要和我们对着干呢？有没有办法和大脑好好商量一下，让我们能轻松愉快地学习呢？

答案是有的。

## 学习的困扰：记忆能力不以人的意志为转移

经常有朋友抱怨自己忘性很大，刚看了一遍的书，转头就忘了一大半；还有朋友说自己年纪大了，老是记不住事情，很多知识和信息当时好像记住了，但是过两天就忘记了，怎么都想不起来，比如手机号码或者数学公式。

要想提升记忆力，首先要明确三个基本事实。

第一，对大脑来说，忘记是比记忆更重要的功能。

当信息通过我们的视觉、听觉等进入大脑，并不意味着它们能够被记住，除非它们被刻入大脑皮质。

大千世界的信息对于大脑来说是无限的，而大脑的储存容量是有限的。对信息的筛选和删除是大脑的重要功能，否则大脑会因为信息过载而报废。你走在大街上，无数个行人迎面走来，是否需要记住所有人的面孔、肤色？是否需要记住你经过的每一栋楼宇的细节，比如门牌号码、楼层、颜色？完全没有必要。大脑只需要将最重要的内容记住就可以了。

因此，不要因为经常忘记事情而烦恼。**对普通人来说，大脑每天的任务就是要确保忘记的比记住的多。**要想记住进入大脑的最有效的信息，首先要学会自动筛选并删除那些不重要的信息，这就是遗忘的过程。只有这样，人类才能适应纷繁复杂的环境。

第二，成年人的记忆力不仅不会下降，反而有可能提升。

上一章我们提到，成年人的大脑并没有定型，而是具有可塑性。我们每分每秒的学习都在潜移默化地改变神经网络结构。这种改变一生都在进行。所以，不要对记忆力不自信。

第三，记忆的敌人不是时间，而是其他记忆。

既然大脑有可塑性，那我们为什么会感觉成年人的记忆力不如孩子呢？我们能记住一件事情，是由于大脑中神经细胞的连接方式形成了一种模式。而要记住另一件事情，大脑中神经细胞的连接方式就需要变成另外一种模式。如果我们要记住的事情太多，神经细胞之间的连接模式就要不断变化。这样就容易丧失前面的模式，导致我们记不住事情。

成年人的记忆力不如孩子，其中一个原因是我们有太多牵挂、太多工作和家庭的烦扰，它们干扰了记忆。而孩子的生活相对单纯得多。这也说明，越专注，才越能记得住。

## 学习的目的：形成稳定的长期记忆

很多时候，我们之所以忘性大，是因为从流程来看，当一条信息进入大脑的时候，首先形成的是短期记忆——在大脑中仅仅形成了神经电传导，却没有形成真正的神经连接。这就好比电脑的内存，如果没有及时存入硬盘，关机以后，内存里的所有信息都会消失。只有在大脑皮质（相当于硬盘）里形成真正的神经连接，才算把这个知识点真正刻入大脑，形成了长期记忆。

说得更具体一点。大脑的本质是神经细胞的集合体，神经细胞排好队手牵着手形成了神经连接。学习本身不会形成新的神经细胞，而是让神经细胞以新的模式排列组合，形成新的神经连接。新的神经连接在大脑皮质里一旦定型，我们就算牢固地掌握了这个知识点或者本领。

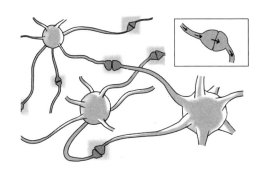

神经连接的形成

　　和计算机一样，信息在刻入大脑皮质前，必须先经过筛选和编码，而执行这些步骤的关键部位就是大脑的海马回。海马回位于大脑深部，左右各一个，因为形状似动物海马而得名。

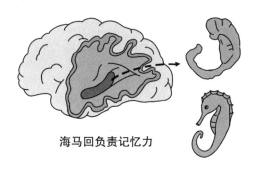

海马回负责记忆力

海马回的位置

如果一个人的海马回生病了或者受伤了，他的记忆力将严重下降。不仅曾经的记忆可能会丢失，更重要的是，新的记忆形成将受到严重影响。

我曾经收治过一位患者，她是高中女生，成绩非常好，却不幸罹患了大脑胶质瘤（恶性脑瘤的一种）。治疗的方法是将肿瘤彻底切除。可是，肿瘤已经侵犯了她的海马回。

手术前，我们团队和她的家人详细地沟通，如果全部切除肿瘤，必然要切除部分海马回，这样孩子的记忆有可能受到很大影响，很难再成为"学霸"。如果保留海马回，肿瘤必然切不干净，患者可能活不过一年。最后我们征求了孩子自己的意见，她还是选择全部切除肿瘤延长生命，把保留记忆力放在了次要的位置。

到了手术那一天，当我们切除了一半的肿瘤，准备切除海马回上剩下的一半肿瘤的时候，医生不忍心继续下去了。想想这么年轻鲜活的生命可能以后就没有记忆力了，这意味着什么呢？我考虑再三，最终还是决定尊重她自己的意见。延长生命比什么都重要。

按照计划，我们把所有的肿瘤连同海马回的一部分一并切除。手术以后，患者恢复得很好，肿瘤也没有复发。但是她回到学校以后，学习成绩直线下降，即使留级一年，也没有办法赶上同班同学。从全班第一名到留级一年仍然倒数，无论多么努力也很难记住课本的内容，她无法适应这样的变化。最终，在高考前夕，手术后的第三年，她走上了不归路。

我至今还记得听到她出事以后我郁闷的心情。我不知道自己当年的决定是对是错。也许，做"学霸"对她来说更有意义，即便为此而失掉生命。也许对她来说，生命只需好，不需长。

## 学习的关键：善用海马回的生理特点

从脑科学的角度出发，大多数提升学习效率的方法都是与海马回斗智斗勇。学习的关键，是善用海马回的生理特点。

那海马回到底是怎样工作的呢？

匈牙利神经学家捷尔吉－布扎基（Gyorgy Buzsaki）曾在《大脑的节奏》（*Rhythms of the Brain*）中这样写道：如果把新皮质想象成一个巨大的图书馆，海马回就是图书管理员。海马回的任务是筛选有用的信息，将其储存为长期记忆，其工作机制有两个特点。

第一，海马回判断信息是否被记忆的标准并不是你的意愿，而是这个信息是否有利于你的生存。所以吃哪种有毒的蘑菇会死，比唐朝一共有多少位皇帝更容易被记住。地震时应该怎样逃跑，比微积分公式更容易被记住。

第二，海马回的工作常常发生在你熟睡的时候。

基于海马回的工作特点，我梳理了提升学习效率的五个方法。

### 提升效率的方法1：激发学习兴趣

俗话说，"兴趣是最好的老师"。当你发自内心地喜欢学习的内容时，大脑会判定这些内容有利于生存，快速地把它们刻入大脑皮质。

因此，你可以选择感兴趣的内容进行学习，或者主动创造学习兴趣。可以试试下面两种方法。

**赋予意义**。赋予原本不感兴趣的内容你感兴趣的意义。比如，虽然对学习英语实在提不起兴趣，但是你对留学感兴趣，或者你心仪的对象喜欢说英语，那就把两者结合在一起，设立一个长远的目标，把学习英语变成实现目标的一部分。

**创造奖励**。为完成不感兴趣的内容制造大脑喜欢的奖励。比如完成某个学习任务以后，奖励自己做一件喜欢做的事情（玩手游、打球、看电视、吃鸡腿等）。当你把喜欢做的事情和学习任务结合在一起的时候，兴趣就来了，海马回也将被激活。

**提升效率的方法2：不断重复**

如果实在对学习的内容提不起兴趣，可以用大量重复的办法刺激海马回。在信息不断冲击的情况下，海马回会认为这个信息与生存有关，将它判定为长期记忆进行存储。所以，记忆的秘诀归根结底就是重复。

重复，也就是通常说的复习，是有技巧的，要注意四个关键点。

（1）复习时间

根据德国心理学家艾宾浩斯的遗忘曲线研究，遗忘在学习之后立即开始，而且遗忘的进程并不是均匀的。最初遗忘速度很快，之后逐渐变得缓慢。通过观察曲线，你会发现，如不抓紧复习，学到的知识在一天后就只能记住原来的33.7%了。随着时间的推移，遗忘的速度减慢，遗忘的数量也会相应减少。

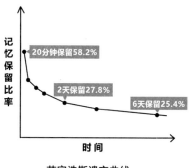

艾宾浩斯遗忘曲线

（2）复习质量

要保证每次复习都同样专心致志。不能因为觉得学过了，已经掌握了，就不认真对待，否则海马回会觉得这个内容并不重要，降低记忆效率。

（3）复习内容

每次复习的内容要基本一致，不能相差太多，否则海马回会将其判定为新的信息，重新进行记忆信息筛选。需要说明的是，学习新知识与复习并不冲突，可以同时进行。在你一天的学习计划中，既要有复习的内容，又要有新知识的学习。

（4）学以致用

你可能听过一句话，"用输出倒逼输入"。当一个知识点最终被运用时，才是海马回被激活的最佳时间点。

下面我举个例子，看看如何在具体的学习场景中贯彻这四个关键点。

医学生小王要学习大脑的解剖知识。计划学习时间1年，每天的学习时间安排在下班后1小时。这1小时里，前20分钟用于学习新知识，后40分钟全部用于复习和自我测试。

　　对于相同的内容，他的学习计划是这样的：第一次复习，在学习后的第2天进行；第二次复习，在首次复习的1周后进行；第三次复习，在第二次复习的2周后进行；第四次复习，在第三次复习的1个月后进行。每次复习均要做测试。小王在医院脑外科工作，每次上台学习做手术，也是他实践运用解剖知识的最佳时机。

　　经过1年的上班实践、下班学习，小王的解剖学知识上升到一个新的台阶。

### 提升效率的方法3：利用 θ 波

　　θ 波是一种脑电波，其作用是激发海马回，提升记忆效率，同时也可以提升大脑的创造力。

　　然而，θ 波是相当讲条件的一种脑电波，并不会时时出现。当你研究感兴趣的内容时，θ 波会出现。当大脑感受到移动时，也会发出 θ 波。从进化的角度讲，是长期的捕猎生活让人类大脑进化出了在追逐中快速思考的能力。

　　有的人摇头晃脑地背书会提升效率，有的人来回踱步或者散步可以获得很多好点子，这背后的脑科学原理，就是创造条件让大脑感觉到移动从而产生 θ 波，提升学习效率。

　　因此，你也可以在没有思路的时候外出散散步，获得灵感。在快速行驶的交通工具上一边看风景一边思考，同样有机会打开思路。《哈利·波特》的作者J.K.罗琳表示，她就是在旅行期间，坐在火车上看风景时获取的创作灵感。

**提升效率的方法 4：利用适度的饥饿**

肚子饿的时候，胃部会分泌一种饥饿激素，这种激素进入血液循环后，能进入大脑的海马回，促使海马回神经元产生长时增强作用，让大脑的记忆中枢更活跃，也更稳定。

相反，吃饱以后，不仅饥饿激素水平会降低，而且血液会相对集中于胃部和肠道，往往导致脑的活动水平降低，这就是为什么人一吃饱就会犯困。

这也提醒我们，一定要好好利用吃饭前的时间，比如可以晨读后再吃早餐，利用早餐前的适度饥饿提升背诵效率。

**提升效率的方法 5：保证充足的睡眠**

睡眠是记忆非常重要的一个环节。因为海马回的编码和筛选多数发生在晚上的睡梦之中，好比把白天学习和经历的内容全部总结和梳理一遍。熬夜或睡眠不足会导致海马回工作紊乱，记忆能力下降，严重影响学习效率。

# 睡觉竟然是学习的一部分

18 岁的谷爱凌在 2022 年北京冬奥会上取得了"两金一银"的好成绩。此后，在多次演讲中，谷爱凌分享了自己的"秘密武器"——每天睡够10小时。睡眠可以促进身体的恢复和发育，更重要的是，将当天学习的内容进行复习以后再去睡觉，第二天起来会发现，对新知识的掌握更加牢固了。

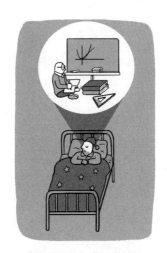

**睡眠能使知识掌握更牢固**

## 睡眠的五大功能

的确，睡眠对人类的身心健康和认知能力都具有重要意义。简单归纳一下，睡眠有五大基本功能。

### 1. 恢复能量

睡眠时，人体基础代谢率降低，能量损失减少。同时，体内各脏器合成提供躯体使用的结构和能量物质。可以说，睡眠是给身体充电的过程。

### 2. 清理代谢废物

清醒状态下身体活动产生的大量代谢废物，大多数都要在睡眠过程中清理。尤其是大脑在高强度工作时，会产生大量有毒有害的代谢物质，需要依赖人体熟睡时脑脊液的清洗。

### 3. 提升学习能力

睡眠是大脑海马回工作的关键时机，具有存储与巩固记忆的功能。麻省理工学院的大脑与认知科学系研究人员在《自然》合作刊物《学习科学杂志》（*Journal of the Learning Sciences*）上发表论文，其研究的结论为：多数睡眠时间充足的学生，学习成绩更好。

### 4. 提高免疫力

睡眠能增强机体产生抗体的能力，从而增强机体的抵抗力。

### 5. 促进生长发育

儿童在睡眠期的生长激素可以连续数小时维持在较高水平，可以说，睡眠时间是人类生长发育的关键时间。

## 利用睡眠提升学习效率的三个建议

在传统的认知中，学生爱睡觉往往和"偷懒"有关，似乎睡眠和学习格格不入。然而，现代神经科学告诉我们，睡眠是提升学习效率的重要环节，睡觉也是学习的一部分！睡眠不足不仅会导致注意力不集中等问题，更会影响到一个人的认知能力。

《睡眠》（*Sleep*）杂志报道：普通人正常的睡眠时间应为每晚6—8小时，睡眠太多或太少都会导致日后大脑衰老提前4—7年。一个连续17小时没睡觉的人，其认知能力大约相当于一个血液酒精度为0.05%的人。长时间不睡觉持续学习，对于提高学习成绩而言，并没有太大作用。这样的学生往往看起来非常努力，但是学习成绩一般。

前面说到，睡眠对于学习来说至关重要，是大脑整理信息（学习内容）的最佳时刻。如果不好好睡觉或者睡眠时间不足，白天输入的大量信息得不到有效整理，重要信息就容易被大脑删除，非常可惜。

相反，好好睡觉有助于巩固白天的记忆，通过海马回在熟睡时的整理，将需要记忆的信息刻入大脑皮质，转化为长期记忆，以便日后随时调用。

那怎样利用睡眠时间提升学习效率呢？我有三个建议。

### 1. 保证整周期睡眠

根据国际睡眠医学和睡眠脑电图的提示，正常人类的睡眠周期分两个时期：非快速眼动睡眠（NREM）期和快速眼动睡眠（REM）期。

非快速眼动睡眠期分为四个阶段（入睡期、浅睡期、熟睡期、深睡期），这四个阶段虽然脑电波变化大，但都不会出现眼球快速跳动的现象，故统称为非快速眼动睡眠。

快速眼动睡眠期是睡眠的第五个阶段，该阶段脑电波迅速改变，出现与清醒状态时的脑电波相似的高频率、低波幅脑电波，但其中会有特点鲜明的锯齿状波。睡眠者眼球会呈现快速跳动现象，故被称为快速眼动睡眠。如果此时将其唤醒，大部分人会报告说自己正在做梦。

NREM与REM交替出现，交替一次称为一个睡眠周期，两种睡眠循环往复。每个周期90分钟左右，每夜通常有4—6个睡眠周期。

海马回的工作模式也是按照人的睡眠周期交替进行的。特别是非快速眼动睡眠期，是海马回工作效率最高的时间。为了不打扰海马回的工作，科学家提倡整周期睡眠，即从入睡开始算，睡足5—6个周期，大约7.5—9小时。这样有利于大脑整理记忆信息，提升工作效率。

### 2. 睡眠时停止信息输入

为什么海马回在人们熟睡时工作呢？最关键的原因是睡眠时大脑停止了信息输入。只有在信息停止输入后，海马回才能好好地整理信息。

**有的人喜欢戴着耳机，一边听英语或者音乐一边睡觉**，认为这样可以培养语感或者放松情绪。但是**根据脑科学的原理，这样做其实会严重影响学习效率**。因为如果戴着耳机睡觉，大脑将一直接收新的信息，这样势必会干扰海马回处理已有的信息。

### 3. 善用睡前1—2小时学习

既然睡觉时间是大脑整理信息的关键时刻，那就要善用睡前的时间学习、记忆，特别是睡前的1—2小时。

根据遗忘曲线的规律，人在学习新知识1—2小时后将会忘记一半多的内容。但如果在学习新知识后2小时内进入睡眠，让这些未遗忘的知识直接通过海马回进入整理环节，变成大脑的长期记忆，将大大提升学习效率。

需要特别指出，午睡也是睡眠，海马回同样会处于工作状态。因此，夜晚睡前或者午睡前这段时间一定好好把握，如果用来玩手机或者打游戏就太可惜了。

如果你计划在晚上8—10点学习重要的内容，那我建议你10—12点上床睡觉，这样有利于对睡前学习内容的记忆。但如果学完之后一直刷手机，拖到凌晨1点再睡觉，那么8—10点学习的内容就忘记一半多了，记忆效率肯定要打折扣。

*Chapter* **3**

高效工作：
如何用好每一分脑力

# 成功的秘诀藏在哪里？

现代社会，几乎每个人都渴望成功，也都在努力追求成功。请仔细想一想，你在用什么追求成功？无疑是你的大脑。出谋划策、制订计划、付诸实践全靠它！

大脑是宇宙中最强大的器官，它可以为你指引正确的人生方向，也能为你创造人间地狱。要想获得成功，一定要确保自己的大脑处于最佳工作状态，并给你的大脑明确的指令，让它充分发挥潜能。

可是，大脑里主管成功的脑回路究竟藏在哪里？我们又该如何与大脑展开对话，告诉大脑我们的愿望呢？

## 脑中之脑：前额叶皮质

秘密就藏在前额叶皮质中。前额叶皮质又称为"脑中之脑"或者"行政脑"，位于人类的额头里面。

人类的这一区域比其他任何动物的都要发达。人的前额叶皮质占人类大脑的30%，黑猩猩的前额叶皮质占其大脑的11%，狗的前额叶皮质占其大脑的7%，而猫的前额叶皮质只占其大脑的3%。前额叶皮质的功能主要是制订计划和控制冲动。所以，猫和狗几乎不会制订计划，也不大会控制冲动。

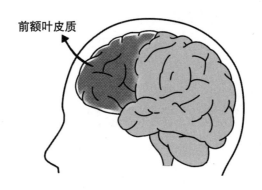

前额叶皮质

**前额叶皮质的位置**

许多成功人士显示出比常人发达的前额叶皮质，额头突出丰盈，也就是相书上讲的"天庭饱满"。前额叶皮质在大脑中的地位就像公司里的老板一样，帮大家订计划、做决策并监督大家工作。如果前额叶皮质的互动水平较低，就像老板外出了，没人监督，大家得过且过，工作效率就会低下。但如果前额叶皮质过度努力工作，就好像老板事必躬亲，也会导致大家严重焦虑，惴惴不安。

前额叶皮质为我们明确目标，制订计划，并敦促我们持之以恒地向目标奋斗。如果前额叶皮质出了问题，就会出现反应迟钝、记忆力减退、控制不住自己、容易冲动和发脾气、时间管理能力差等情况。

我门诊收治的一位患者，是位女性白领，因为头晕、记忆力减退、自觉"神经衰弱"来找我看病。她经常话到嘴边说不出口，走进一个房间会忘了自己要干什么，很多时候控制不住脾气，发完脾气后又常常后悔。这种精神状态也严重影响了她的工作，使她陷入了效率越低—业绩越差—压力越重—精神越衰弱—效率越低的恶性循环。

通过头部磁共振扫描，我发现她的双侧前额叶皮质存在大量的腔隙性脑梗病灶，导致前额叶皮质多处缺血，影响了其功能。经过一番询问，我发现她经常熬夜，作息不规律，还总爱深夜的时候吃一些高油、高脂食品。不健康的生活方式导致的高血压、高血脂堵住了细小的血管，是脑缺血的罪魁祸首。于是，我给她开了适量的扩脑血管和营养神经的药物，建议她调整生活方式，辅以药物降血压和血脂。

经过两个月的调整，她自觉生活焕然一新，思路越来越清晰，原有症状减轻了。通过一年多的治疗，她的症状完全消失，工作得心应手，脾气也变得更温和，很少急躁，进入了事业的上升期。复查头部磁共振发现，前额叶皮质的缺血病灶已大量减少，其功能已基本恢复。

正所谓"火车跑得快，全靠车头带"，前额叶皮质作为大脑的领导、老板，带领着整个大脑规划我们的工作和生活。要想家庭美满、事业成功，就一定要确保前额叶皮质的健康和正常工作，同时积极调动起前额叶皮质的功能。

## 明确目标，唤醒大脑

既然前额叶皮质有如此强大的功能，那我们应该怎样发挥它的作用来帮助我们取得成功呢？

唤醒前额叶皮质的方法其实非常简单，那就是：明确自己的奋斗目标，并将它们反复告诉自己的大脑。

只告诉大脑一次或者两次是没有用的，只有日复一日、年复一年反复明确地向大脑明确目标，并将目标视觉化，大脑才会自动形成神经回路并传达给前额叶皮质。前额叶皮质收到清晰的奋斗信息后，会自动帮你规划工作和生活，并敦促你付出努力来实现目标。

我曾经有一位患者，脑瘤手术后发生了面瘫（该种肿瘤术后常见的并发症）。患者非常苦恼，询问我怎么办，是否可以恢复正常的面容。

我告诉她，手术中受伤引起的面瘫，面神经并没有完全断裂，是很有希望恢复的，但需要努力。我建议她把目前最想实现的心愿写在纸上并贴在家里客厅的墙上，每天早上起来第一眼就能看到这个愿望，晚上睡觉前也要对自己复述这个愿望。

她用笔认真地把这个目标写在纸上："我希望我的面容完全恢复正常"，并按照我的方法反复暗示自己，也常常想象自己面容恢复正常的样子。渐渐地，她变得越来越自信和乐观，相信自己一定能恢复，也非常积极地做面部康复操，还主动寻找更好的康复办法，并建立微信病友群，和其他人互相交流。

一年以后，她的面容完全恢复正常，复查显示面神经功能已全部恢复。而和她同期做手术的另一位患者，由于没有明确的目标和愿望，也没有具体的行动计划，每天只是在家里自怨自艾，不采取任何行动，听之任之，恢复速度远远落在了后面，一年半的时间过去，面神经功能还是没有完全恢复。

所以，梦想还是要有的，万一实现了呢？

## 写下一页纸的愿望清单

如果你觉得自己的生活一团糟，却无从下手，不知如何改变，可以试一试下面的方法。找一张纸，将你的愿望写下来。

**我的愿望**

工作目标：

财务目标：

短期目标：

长期目标：

状态目标（身体、情绪、精神）：

家庭目标（妻子、孩子、大家庭）：

写满它，并把它贴在你的书桌上，每天看一遍，睡前再对自己说一遍。

积极乐观、坚持不懈地努力对成功来说必不可少。你还需要一个健康的大脑，特别是健康的前额叶皮质，让大脑帮你设计成功路径，指导你的生活。

详细愿望清单能帮助你成为那个能决定自己命运的人。你的前额叶皮质将帮助你并且引导你的生活向你所希望的方向前进。


# 工作时注意力不集中，怎么办？


在工作和学习中，我们经常会出现注意力不集中的情况：明明是非常重要的会议内容，我们听着听着竟然走神了；或者刚看了一会儿书，就开始打哈欠……有时候，明明觉得自己不应该这样，但就是控制不住，会分神。

许多人为此苦恼不已。如何改善呢？这要从专注力的来源说起。

## 短期专注的源泉——去甲肾上腺素

请好好想一想，你在什么时候最专注。应该多半是在危急情况来临的时候。

比如100米短跑比赛冲刺即将开始，你手心开始出汗，眼睛盯着前方的终点，竖起耳朵注意听发令枪。随着一声枪响，你飞奔向前，冲向终点。终于胜利了，好累呀！跑步的几十秒仿佛只是一瞬间。

再举个例子。你有没有看过斗鸡？公鸡们血脉偾张，羽毛竖起，眼睛紧紧盯着对手，这时候的公鸡最专注。

为什么人或者动物在危急时刻非常专注？这是因为危急时刻机体会分泌大量去甲肾上腺素，它们作用于大脑，让大脑保持紧张警惕、注意力集中，以应对"战斗"状态，躲避危险（这样看来，古代"头悬梁，锥刺股"的故事也是有脑科学依据的）。

去甲肾上腺素作为一种神经递质，主要由大脑的蓝斑核分泌，可以作用于几乎整个大脑的神经细胞，参与多项与注意力相关的神经通路，被称为"专注的原动力"。

要想在短期内提升自己的注意力，就要想办法提高去甲肾上腺素水平，让自己置身于"危急情况"之中。

### 1. 设置deadline（最后期限），在规定时间内完成任务

我们都有这样的经历，如果一项任务没有设定最后期限，就没有动力去完成它，人会变得懒散甚至无限期拖延。而一旦设置了完成时间，甚至明确了规定时间不能完成之后的惩罚，我们就会紧张起来，集中注意力让工作有条不紊地开展，反而能更好地完成任务。

这是因为一旦设定期限，就相当于把大脑置于"危险"的状态。担心无法及时完成任务的危害，会刺激大脑分泌大量去甲肾上腺素，帮助我们集中注意力。

### 2. 对自己狠一点，设置有损失的任务挑战

如果deadline对你没有什么效果，就要给自己增加惩罚的砝码。一定要加大自己没有完成任务的损失，这样才会让大脑产生真正的危机感。

比如，你可以把一部分钱交给关系很好的同事或者朋友。如果你没有完成好任务，钱就归你朋友；如果你完成了，钱才能还给你。大量的经济损失将刺激你的大脑分泌去甲肾上腺素，必定带给你强大的注意力，助你完成任务。

### 3. 休息要彻底，不要让自己更紧张

你可能有过这样的体验：工作或者学习累了想休息一下，于是就放松下来打打游戏或者刷视频，没想到玩了紧张刺激的游戏或者看了视频之后，自己感觉更累了，工作起来也更容易分心。

这是因为你休息的时候仍然把自己置于"紧张和危急"之中，刺激机体分泌了大量去甲肾上腺素，以至于该类激素消耗殆尽，没有余额去搞定工作和学习。

所以，那些让你的机体更紧张的"休息"（比如刺激的手机游戏、视频，高度紧张的极限挑战类游戏）并不是真正的休息，只会让你越来越累。想在工作之余放松，一定要把握"舒缓"的原则。闭目养神或发呆分神，听舒缓的音乐、白噪声，在沙滩、草地上放空自己，感受自然的气息，这些才能真正减少去甲肾上腺素的分泌，为随后紧张的工作储备能量。

### 4. 调整饮食

多吃大豆、坚果和肉类，因为它们都含有丰富的苯丙氨酸——去甲肾上腺素合成的必备原料。

## 持续专注的动力1——多巴胺

既然我们发现了人类专注的秘密，那是否可以一直利用去甲肾上腺素，甚至注射去甲肾上腺素把自己打造成工作狂人？答案是否定的。

去甲肾上腺素只适用于短期的注意力集中，如果滥用则会遭到反噬。研究显示，长期处于高压状态的人群，因为去甲肾上腺素持续分泌，更容易罹患高血压、冠心病以及焦虑症、抑郁症。

怎样让自己保持长期专注呢？要靠大脑中的另外两种激素：多巴胺和血清素。

我们知道，多巴胺是带来快乐的神经递质。多巴胺和吸毒以及其他上瘾的行为也有密切的关系。

科学家把电刺激仪器装入猴子的大脑，用于刺激多巴胺的分泌。只要猴子按下机器的按钮，大脑就能分泌多巴胺让其快乐。实验表明，猴子会不断地、持续地按压按钮，而且非常专注。

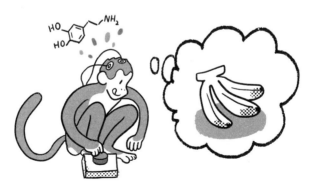

猴子大脑的电刺激实验

如果说去甲肾上腺素在危急时刻分泌，是恐惧和害怕所分泌的"害怕"激素，那么多巴胺就是代表奖励和欣赏的"快乐"激素。这两种激素是形成专注力的不同动力。

有的孩子好好学习是为了免受父母打骂，那么他们的学习就是"去甲肾上腺素"动力型学习。如果孩子好好学习是因为成绩好就可以得到老师和父母的表扬，或者自己找到了学习的乐趣，他们的学习就是"多巴胺"动力型学习。

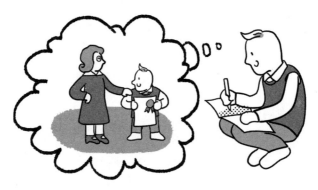

孩子的"多巴胺"动力型学习

大量实践表明，"多巴胺"型的孩子比"去甲肾上腺素"型的孩子成绩更好，专注力更持久，也更快乐。

要想长期保持对工作学习的专注，就要想办法促进多巴胺的分泌。最简单的做法是，达到目标就给自己奖励，无论这个目标是大还是小。比如，完成这项任务就去吃火锅！看完这一章节就奖励自己一个冰激凌！不断给自己奖励，能够不断提升多巴胺的水平。公司领导用奖金或奖章来奖励员工，其实也是这个道理。

**持续专注的动力2——血清素**

大脑里还有另外一种提升专注力的物质，那就是血清素，又名5-羟色胺。

血清素是如何提升我们专注力的呢？

第一，血清素带来快乐的感觉，让我们热爱工作或学习。

血清素是另一种快乐激素。血清素水平提高，可以缓解不安的情绪并带来愉悦的感觉。相反，血清素水平降低，带来的是焦虑甚至抑郁。

研究表明，焦虑症、抑郁症患者脑内的血清素水平下降，与之相对应，治疗该病的药物作用原理之一，是促进血清素的分泌，或者抑制血清素的吸收。

对于正常人来说，血清素水平的下降也会让我们对生活和工作失去兴趣，从而大大降低专注力。

第二，血清素让我们保持头脑的清醒。

多巴胺和去甲肾上腺素可以提升专注力，带来的是兴奋的感觉。工作、学习要专注，提升效率，不仅要神经系统兴奋，还需要时刻保持头脑清醒。血清素的另一个作用就是让我们冷静下来。血清素水平越高，我们越清醒。

那么，如何调整血清素以提高专注力呢？

患者可以通过服用药物来提升自己的血清素水平。对于正常人来说，通过调整作息规律即可达到让大脑自动分泌足量血清素的目的。诀窍就是：

第一，养成规律作息，养成早起的好习惯。

清晨第一缕阳光照进房间的时候，大脑开始分泌血清素，我们会感到心情舒畅，精力充沛。到了晚上阳光消失，血清素就会转化成褪黑素，帮助我们进入睡眠状态。当我们第二天醒来，随着阳光的照射，褪黑素又开始转化成血清素。而如果长期昼夜颠倒，生活不规律，会让血清素和褪黑素的调节紊乱，产生注意力不集中、工作效率低下、脾气暴躁等种种问题。

第二，调整饮食。

多吃富含色氨酸的食物有助于血清素的合成。富含色氨酸的食物有香蕉、牛奶、小米、莲子、黄豆，此外，南瓜子仁、腐竹、豆腐皮、虾米、紫菜、黑芝麻等食物中色氨酸的含量也非常高。

## 专注力是一种有限资源

只要是物质，就会被消耗。因为专注力是去甲肾上腺素、多巴胺和血清素共同作用的结果，是由物质激素支撑的，所以专注力是一种有限资源。我们应该珍惜，把它用在最重要的事情上，让我们的生活和生命变得更有意义。

怎么做呢？除了休息的时候要彻底放松，还有一点值得注意，那就是尽量不要多任务地处理事情，尽量做完一件事再做下一件。

有句老话说得好，今日事，今日毕。

当你事情很多的时候，第一件事情做到一半就去做第二件，第二件完成一部分又停下来做另一件，你会发现一天下来没完成多少任务，却特别疲劳，还没有什么成就感。这是因为尽管你手中停下了原来的事，大脑却仍然在后台运行解决这件事情的办法，相当于这件事仍在占用大脑内存，这将消耗大量精力。当彻底完成这件事时，大脑相当于自动退出了这个任务，自然不会再耗费精力。

# 自律的人生如何炼成？

每个人都想拥有自律的人生，因为它与人生的幸福、事业的成功、身体的健康息息相关。然而，我们总是因为完不成最初的计划而悔恨。比如，想要早起的你，早上听到闹钟响起，却把它扔到一边，继续蒙头大睡；正在减肥的你，会忍不住向高热量的食物伸手，还安慰自己说"吃了会胖，不吃会死"！

缺乏自控力的人生让我们苦恼，那怎样才能提高自控力呢？

## 自控力的本质是什么？

### 1. 最强的自控力是习惯

如果你去问那些自控力很强的成功人士："是什么让你5点钟起床？是什么让你每天跑10公里？是什么让你坚持了这么久？"你可能

会听到一个漫不经心的回答："没什么，就是习惯了。"

是的，他们没有骗你，也没有说错，最强的自控力就是习惯。虽然习惯的培养是一个艰苦的过程，但习惯一旦养成，就变成了所谓的"瘾"。不做就难受，做了反而会感到开心和释然。

从脑科学的角度来讲，习惯的养成其实就是大脑内部神经通路的形成，在日积月累的重复中，这条"习惯"的神经越发坚挺，就像荆棘丛生的树林里，一条路被人走得越多，就会越宽。当你按照习惯做事，你的大脑就会分泌多巴胺和血清素，让你开心。

因此，要想获得长久的自控力，最重要的就是培养良好的习惯。

### 2. 自控力是有限资源

如果培养了自控力，就会永远拥有它吗？不会！自控力是会被消耗的有限资源。

人类之所以能控制和约束自己的行为，主要发挥作用的是大脑的背外侧前额叶皮质。前额叶皮质在工作时也是需要消耗能量的。能量供给不足，就像饭吃不饱，工作肯定干不好。你可以回想一下，当你工作非常累的时候，是不是会忍不住大吃一顿，或者在周末一觉睡到第二天中午？

自控力的产生和维持都需要能量，为此首先要保证大脑的健康，然后给予自己充足的能量和充分的休息。

另一方面，如果一个人的自控力很差，是不是一辈子都不能拥有自律的人生？当然不是。大脑具有很强的可塑性，即使是成年以后，大脑也可以根据周围环境的改变而改变，增强所需要的能力。

当然，这需要你不断地刻意练习。毕竟，天上不会掉馅饼。自控力就像肌肉，好好锻炼，就有可能越来越强。如果放纵自己，慢慢地，自控力也会萎缩消失。

明白自控力的本质之后，我们就可以对症下药，从两个方面入手：培养良好的习惯；刻意练习，提高自控力水平。

## 如何培养习惯？

### 1. 让习惯变成具体的行动

习惯不是口号和标语，而是实打实每天要做的事。要培养一种习惯，首先要将习惯具体化。

比如，习惯不是"我每天要早起"，而是"我每天6点起床，起床后开始准备早餐"；习惯不是"我每天要跑步"，而是"我每天要完成5千米的长跑"。将你的习惯具体化，才能真正进入实施阶段，也能够监督自己是否达到要求。

### 2. 喜欢你的习惯

前面我们提到过，要想持久地专注，需要多巴胺和血清素激发能量，而这两者都是"快乐"激素。所以，喜欢你的习惯，促进大脑分泌快乐激素，才能长久地坚持下去。那么，怎样才能喜欢你的习惯呢？

一是把习惯和爱好绑在一起。比如你喜欢长跑，那就培养长跑后听英语的习惯。久而久之，你就会习惯听英语。

二是找一群朋友和你一起坚持，比如加入某个微信群、车友会、篮球协会等等。人是社会动物，投入团体能激发兴趣，大家互相鼓励和分享，也能让你坚持下去。

### 3. 慢慢来，别着急

培养一个好习惯，千万不能着急。一开始不能定太大的目标，否则达不到目标，只会打击你的信心。

刚开始不要花很多的时间和精力，循序渐进，慢慢坚持，能量会越来越大。比如，你想培养长跑的习惯，一开始不要一天跑10千米，从每天1—2千米开始跑，逐渐发现跑步的乐趣。

### 4. 奖励自己

循序渐进，给自己足够的奖励。看到自己具体且明显的进步，能更好地激发大脑分泌更多的多巴胺，让这种好习惯变成你的"心瘾"。

你可以在制订一个习惯养成计划后，准备一个储蓄罐，只要能坚持一天，就往里面投一个硬币。随着硬币的增多，你的成就感会越来越强。微信朋友圈的打卡其实也是一样的道理。

## 如何刻意练习，提高自控力水平？

### 1. 静坐冥想

研究发现，每天5—10分钟的静坐冥想，能显著提高自控力。静坐冥想已广泛用于减肥、戒烟等活动中。

冥想时，大脑需要排除杂念，把注意力放在呼吸上。当你把呼吸加深、放慢时，会收获一种无法描述的奇异的感觉。这其实是大脑调整内部激素和神经通路的过程。由此大脑得到放松，获得更多的能量。

### 2. 减压锻炼

减压锻炼不是快速奔跑，或者踢足球、打篮球这样剧烈运动。我们只需要在和煦的阳光下漫步15分钟，听听舒缓的音乐，呼吸一下新鲜空气，就能减缓压力、放松心情，提升自控力。

### 3. 睡觉

没错，就是睡觉。充足的睡眠是大脑有效排毒的一部分，也是维系大脑健康的重要过程。只有保证高质量的充足睡眠，才能帮助大脑恢复到最佳状态，对抗冲动。

# 压力，大脑的隐形杀手

快节奏的城市生活带来了如影随形的压力。

有人说，压力就是动力。的确，轻度的、适当的压力可以提高工作和学习效率。但是长期持续的巨大压力往往会将人压垮，带来种种精神问题（比如焦虑症、抑郁症）或者身体疾病（比如高血压、冠心病等等）。因此，压力也被称为大脑和身体的隐形杀手。

为什么有的压力有益，而有的压力有害呢？从脑科学的角度来讲，人面对压力时的心理反应一般分为三个阶段。

### 1. 唤醒阶段

为了应对压力，大脑首先出现警觉和全身资源动员。比如调动紧张的情绪，分泌激素以加快个体的反应速度和效率。如果问题解决了，压力源解除，一切警觉和资源动员即可恢复，这种压力就属于促进个体的有益压力。如果问题一直没有解决，压力持续存在，那么适应不良的征兆就会出现，如持续焦虑、紧张，躯体产生各种不适，工作效率下降，等等，大脑就会进入第二阶段。

### 2. 抵抗阶段

面对无法消除的压力，大脑试图找到应对方法，消除不良心理反应，恢复心理稳态，以防心理崩溃。大脑将调动所有资源，此时对压力源的抵抗水平会达到最高，甚至是"超水平"。

但如果问题还是不能解决，压力持续存在，大脑会逐渐趋于僵化，死守先前使用过的防御手段，不再调整应对方式。这时会出现紧张体验，伴有一些身体症状及轻微的心理异常表现。这种有害压力持续存在，大脑将进入第三阶段。

### 3. 消竭阶段

大脑面临连续、极度的压力时，会逐渐放弃防御而出现心理代偿表现，如心理混乱、脱离现实，甚至出现幻觉、妄想。如果这种压力状态继续，人就会进入全面崩溃状态，出现暴力行为，或淡漠、麻木，甚至死亡。大多数情况下，大脑衰竭是一个逐渐的、长期的过程。

由此可见，压力对身体的负面影响，取决于两个方面，一是压力的强度和持续时间，二是大脑的防御水平（心理弹性）。

在日常生活中，我们可以从这两个方面入手，通过各种办法减轻压力，甚至将"有害的压力"变成"有益的压力"。

## 保持健康的快乐中枢

一个健康的大脑是面对巨大压力时的缓冲器。当大脑各项机能运转正常时，可以帮助你消除情绪风暴所带来的影响。特别是当大脑中的快乐中枢[1]是健康的时，我们就能够苦中作乐，即使被击倒也能轻松地站起来。爱护大脑有助于提升心理弹性。

那么，如何保持快乐中枢的健康呢？以下是一些建议。

### 1. 约束刺激性的活动

赌博、吸毒、浏览黄色网站、观看恐怖电影以及高空蹦极等等，这些活动让你获得快感的原理是激活大脑的快乐中枢，特别是多巴胺系统。可是，当你长期从事此类活动时，快乐中枢的耐受性就会增强，只有增加刺激强度才能维持原来的快感程度。所以吸毒会越吸越多，赌博会越赌越大，黄色网站会越看越不过瘾。当快乐中枢退化时，面对巨大压力，大脑将无法做出有效的情绪调整。

### 2. 识别并治疗抑郁症、焦虑症

抑郁症和焦虑症本质上是大脑快乐中枢的结构发生了器质性改变，导致快乐激素分泌不足。这些疾病和一般的不开心有本质的区别。比如有的人不开心了，散散心就能解决，而有些人无论怎么散心、别人怎么开导都没有用，他们整天自怨自艾，甚至有自杀的想法。这就要考虑是否有抑郁症或者焦虑症的可能，要及时去医院神经科或者精神

---

1　多巴胺和5-羟色胺是快乐激素，与之相关的脑部结构叫快乐中枢，包括大脑的边缘系统、中脑等结构。

科寻求帮助和进行评估。

### 3. 锻炼，从事你喜欢的运动

运动，特别是有氧运动，能加速大脑的血液流动，提供能量与氧气，带走代谢废物，并且能促进大脑分泌多巴胺、内啡肽、血清素等快乐激素。如果这项运动恰好是你喜欢的运动，那么快乐激素的分泌将更旺盛。推荐的运动有散步、跑步、跳绳、乒乓球和羽毛球等等。

### 4. 做喜欢的事，让生活和工作充满意义

做喜欢的事能让大脑的快乐中枢进行充分的运作和调整，让人在快乐中获得成长。相反，如果工作令人每天郁郁寡欢，在压力中痛苦得无法自拔，那么做这样的工作不仅是一个消耗的过程，也会导致快乐激素的分泌减少，最终使得大脑的快乐中枢萎缩。

### 5. 乐于助人，多欣赏别人，多感恩别人

从脑科学的角度分析，欣赏、感恩和帮助别人的同时，大脑的快乐中枢也会开始工作，分泌快乐激素。这是人脑长期进化的结果。人天生是社会动物，只有保证充分的利他行为，才能更好地融入团队和社会，获得个体最大的利益。


## 增强个人控制感


我们之所以感受到压力，很多时候是因为对工作或者生活失去了掌控。比如，对于堆积如山的工作，老板却要求短时间内完成；或者在生活中突然查出重大疾病、发现伴侣出轨等等。

面对"计划赶不上变化"的生活，如何增强个人的控制感呢？

### 1. 不要推卸责任

当人们感到失控时，一个突出的特征是：他们会将责任推给他人。无论出了什么问题，总是可以找到一个能够责怪的人。

如果确实找不到人可以推卸责任，就把责任推给"曾经的自己"。比如，常常会听到有人说"如果当时我这么做就好了""如果当初没有结婚就好了"。

从心理学的角度分析，这其实是个体面对压力时自我保护的体现。

当你面对压力时，首先要停止抱怨别人，归咎于自己。"想要改变自己是神，想要改变别人是神经病。"你身边的人（父母、伴侣、同事）可以帮你分担，但是最终能控制生活的只有你自己。

审视自己，为什么会导致今天这样的局面，找出问题，一条一条地加以改正，停止对自己说"如果当时这样做多好"，改口问自己："我需要什么？怎样才能得到？"慢慢你会发现，困难并没有那么多。

### 2. 尽可能多地搜集信息

心理学家亚伯拉罕·马斯洛曾经说过："你不了解的事物控制着你，而知识会带来选择和控制。"

当人们不了解自己将要面对什么的时候，压力是最大的。这时要向自己提问："我将完成一个什么样的任务？我将如何一步一步完成它？"针对目前的任务，去搜集知识，详细地了解。拆分完成任务的每一个细节，并针对细节进一步搜集信息、详细了解。渐渐地，压力减轻了，你会觉得困难的任务也不过如此。

比如，正在某公司实习的你突然发现，需要在半年内获得某项英语证书才能转正。你顿时感到压力巨大。因为你对这项英语考试一无所知，而且这是公司的新规定，之前从来没有人经历过。

怎么减轻压力呢？不是去抱怨，而是立刻着手查询该项考试什么时候报名、需要准备什么等等。通过搜集信息，你了解到，如果英语达到六级水平，基本可以顺利通过。但目前你只有四级水平，所以你需要在半年内将英语水平从四级提升到六级。

接下来，你可以制订具体的行动计划。比如报一个英语提高班，每天抽出一段特定的时间来学英语，考试前三个月开始进行真题训练，等等。当详细的学习和复习计划做出来的时候，你的压力也减轻了。

信息就是力量，能够帮助我们避免被不了解的事物掌控。知识会让我们有所选择，能够控制。

### 3. 直面你所恐惧的事物

如果恐惧是一个魔鬼，它的能量其实来源于恐惧本身。你越是害怕，它越是强大，越能控制你。如果你能坦然地面对，它就会慢慢萎缩。所以，要有勇气面对你害怕的事物。从哪里跌倒，就从哪里爬起来。丢掉工作就再找一份工作，有过一次失败的婚姻就再重新建立一段婚姻关系。

### 4. 保持积极的情绪，常常大笑

越来越多的科学文献表明，积极的情绪，特别是大笑，可以消除压力，提升一个人的心理弹性。大笑可以降低血压，使大脑分泌内啡肽，增强我们的免疫系统。一个孩子每天要笑几百次，而成年人每天只笑几十次甚至几次。笑一笑，十年少，不无道理。

所以，让笑声进入你的生活。看看脱口秀，听听相声，让讲笑话成为你和朋友沟通的日常，你会发现生活很美好。

### 5. 向人倾诉与寻求支持

美国国立卫生研究所比较了治疗抑郁症的三种方法：药物疗法、认知疗法和人际关系疗法（教人们怎样更好地和他人相处）。结果发现，三种方法同样有效。当然，三种方法结合在一起，效果最佳。

研究表明，人际关系能增强脑功能并提升心理弹性。那些家庭幸福、拥有亲密关系的人自杀和患上精神疾病、癌症、心脏病的概率都较小。

当你感到压力巨大的时候，找信得过的朋友或者亲人倾诉并一起讨论应对的方法，可以大大减轻心理压力。同时，亲友对你的支持也可以帮你顺利渡过难关。

须知，爱和药物一样有力量，却比药物温暖得多，而且还没有副作用。

# 靠咖啡续命？喝还是不喝？

喝咖啡似乎成了现代人工作、生活的必选项，号称"打工人续命必备，开工之前都要来一杯"。有些人喝了咖啡确实可以提神醒脑，效率加倍；而有些人喝了之后却心烦意乱，心悸失眠。

咖啡究竟能否提高效率？具体作用机制是怎样的？普通人每天喝多少咖啡合适？

## 咖啡提神的秘密：欺骗大脑

我们为什么会有疲劳的感觉？因为大脑里主管疲劳的信号通路被激活了。这条信号通路中的主角是一种叫作腺苷的物质。

腺苷相当于打开疲劳之门的"钥匙"。与腺苷相结合的受体相当于疲劳之门的"锁"。当钥匙和锁相结合，疲劳之门就被打开，大脑就让人产生疲劳的感觉。经过充分的休息以后，大脑中的腺苷会大量减少，因为钥匙被拔掉，疲劳之门关闭，人就又感到精力充沛了。

随着工作时间延长，工作强度加大，大脑中的腺苷会越来越多，钥匙与锁的结合也越来越多，疲劳之门一扇扇被打开，人的疲劳感也越来越重。

咖啡因是咖啡中的主要成分。它有一个神奇的特点：和腺苷长得很像。所以咖啡因可以模拟腺苷的形态，假冒钥匙，竞争性地和腺苷受体——门锁——相结合。

但咖啡因只负责插入门锁，却不开门。如此一来，大量的门锁被咖啡因占据，腺苷作为钥匙找不到门锁，导致大量疲劳之门无法打开，即使再累，产生的腺苷再多，大脑也无法产生疲劳的感觉。

你发现了吗？咖啡提神的原理是通过咖啡因抢夺"主角"的位置，让腺苷失去作用，阻断疲劳的信号通路。咖啡因其实并没有消除身体的疲劳，而是暂时欺骗了大脑。同时，咖啡因还能促进大脑多巴胺的分泌，所以喝咖啡还会感到挺开心。

明白这个原理之后，我们就可以解答一些常见的问题。

**1. 咖啡可以使人长寿吗？**

醒醒吧，咖啡只是欺骗大脑，并没有激活什么长寿基因。目前也没有研究表明，喝咖啡可以显著延长人类或者动物的寿命。

**2. 喝咖啡会长胖吗？**

咖啡因不是碳水化合物，本身不带有能量，不会导致人发胖。但市面上所出售的咖啡为了口感好，会加入大量的糖、牛奶，甚至巧克力等，这些成分可能含有高脂高糖，容易使人发胖。

**3. 咖啡是健康食品吗？**

咖啡是提神的食品，本身并没有损害人体的成分（世界卫生组织并没有把咖啡因列为致癌物或者毒品）。适当饮用咖啡还能促进新陈代谢，提升人的生活质量，所以咖啡算健康食品。

**4. 咖啡可以天天喝吗？**

当然可以，但是注意控制咖啡的剂量，不要贪杯哦。大量饮用咖啡不仅达不到提神醒脑的效果，反而会引发一系列的身体问题。

## 咖啡饮用过量会发生什么？

正如上文所说，咖啡因并没有消除身体的疲劳，而是暂时欺骗了大脑，阻断了大脑的疲劳信号，让人暂时感觉不到疲劳。

但是，大脑作为最高统帅，可不是这么容易被骗的。大脑里的疲劳物质——腺苷越积越多，终归会被大脑发现。这时候大脑会疑惑：

"为什么我这么疲劳？发生了什么紧急状态？"然后立刻指示身体赶紧分泌大量肾上腺素来救急。肾上腺素是为了适应紧急和战斗状态的激素。大量肾上腺素的分泌会导致心跳加快、肌肉紧张、血压增高，甚至失眠。大剂量摄入咖啡还可能进一步干扰大脑正常运转，使人产生焦虑等情绪问题。

如果身体因为过量咖啡的刺激长期处于高肾上腺激素水平，就相当于身体长期处于高压和应激状态。这样容易加重心脏的负担，导致心律不齐、高血压等疾病。

咖啡因和肾上腺素作用于肾脏，容易使人尿量增多，频繁上厕所；作用于胃部则会导致胃酸过多、反酸嗳气等胃部疾病；作用于眼睛则可能使得眼部的微血管收缩，眼睛干涩。

**那么，每天喝多少咖啡合适？**

这个问题其实是因人而异的。每个人的身高、体重、基因和生活习惯不同，对咖啡因的耐受程度也不同。

一般来说，低剂量咖啡因（每次50—200毫克）可产生有益的作用：提高警觉、增加能量，增强愉悦、放松、积极的情绪，改善记忆。但是高剂量咖啡因（每次400—800毫克）可能会产生负面作用，导致焦虑、紧张、神经过敏、失眠、心动过速和震颤。

目前科学界已达成共识：每日摄入300—400毫克咖啡因（比如4—5小杯意式浓缩咖啡或一杯超大杯星巴克咖啡）不会导致健康问题。

所以，如果想提神醒脑，提高工作效率，每天1—2小杯意式浓缩咖啡（相当于低剂量咖啡因50—200毫克）足矣，超过5杯（相当于超过400毫克）就算较大量饮用了，长此以往容易产生健康问题。

## 怎样健身能提升脑力？

当你坐在办公桌前加班或者在课桌前苦读，觉得头昏脑涨时，除了站起来活动一下，或者喝杯咖啡让头脑清醒，有没有一种运动可以既健身又健脑，达到事半功倍的效果呢？

答案是肯定的，只要你能把握大脑的关键需要。

### 有氧是基础

大脑是人体极度需要氧气的器官。它虽然只占人体重量的2%—3%，却消耗着人体20%—25%的能量，而这些能量都依赖血液里由氧气参与的葡萄糖酵解的化学过程。

有氧运动指能使心率加快，能持续一段时间并且出汗的运动，比如跑步、骑自行车等。它们能为机体提供丰富的氧气，加速大脑的血液流动，提供能量，带走代谢废物，并且能促进大脑分泌多巴胺和内啡肽这样的愉悦性物质，让人更加开心。有规律并持续每天45分钟的有氧运动能让大脑得到最好的锻炼。

来自哈佛医学院的研究表明，骑自行车后满头大汗，几分钟就能让人心情好起来，持续几周后能改善记忆。持续10天的30分钟快步行走，能明显缓解抑郁症患者的症状。另一项研究发现，对于60—88岁的老人，每周坚持4天以上、每天30分钟左右的有氧运动，能有效防止记忆力衰退。

## 心率是关键

有些人运动后却没有达到健脑的效果，是否因为没有达到某些运动指标？怎样将运动健脑的效果最大化呢？美国的一项研究为我们提供了很好的参考。

美国内珀维尔中央高中做了一个体育教学实验，将学生分成两组。实验组的学生每天起床后的第一件事就是跑步——每个人用自己最快的速度跑1600米，同时保证心率要达到最大（计算方法：220减去实际年龄）的80%—90%，运动完再进行上午的学习。而对照组的学生只需要进行普通的体育锻炼。

结果显示，半年后，实验组的学生阅读理解的能力提升了17%，而对照组的学生只提升了10%。这证明，有意控制心率的运动比普通的体育运动更能健脑。

这也提醒我们，如果要运动健脑，不是随便散散步就好，而是要关注自己的运动心率。

比如，今年30岁的你，通过计算，最大心率为190次/分，那么运动的时候要让自己的心率至少达到190次/分的80%，即152次/分，才能达到较好的效果。

## 有氧运动与复杂运动相结合

只进行有氧运动对于健脑来说还不够。要把有氧运动和复杂运动相结合，才能达到最佳效果。

复杂运动，比如乒乓球、桌球、太极拳、花样滑冰等，可以充分调动人的眼、手、脚等全身各部位，也能相应地激活大脑的前额叶皮质、基底节、顶叶、枕叶、小脑等多个脑区。

更重要的是，运动时，大脑可以分泌脑源性神经营养因子（BDNF），这种物质对神经营养至关重要。当有氧运动和复杂运动相结合的时候，BDNF的分泌量比单纯进行有氧运动或者复杂运动时都高。

日本的研究表明，一周慢跑两次，每次30分钟，12周后就可以提高大脑的执行功能[1]，其中关键是结合某种技巧型运动。

在这项研究中，科学家将老鼠分为两组，一组老鼠只进行跑步运动，另一组老鼠则进行跑步加攀爬、迷宫等复杂运动，结果表明，复杂运动小组的老鼠大脑执行力明显高于跑步小组。

科学家解剖老鼠发现，跑步组的老鼠只有海马分泌大量BDNF，而复杂运动小组的老鼠不仅是海马，基底节、小脑等多个部位均分泌BDNF。这也反映出，有氧运动和复杂运动起到了互补作用，有效促进了神经细胞的再生和激活。

---

1　执行功能指个体协调多个认知加工过程以达成目标的大脑高级功能。在实现一个特定目标时，大脑可以确定目标优先级，灵活地优化多个涉及任务的加工过程，可以简单理解为问题解决能力。是涉及目标、计划、策略、自我调节、自我教导、问题解决、推理演绎等高度复杂的认知处理过程。

## 运动与学习相结合

既然运动可以健脑，那为什么有些人运动多了会"四肢发达，头脑简单"呢？

这是因为运动虽然能产生大量新的神经细胞，但如果这些新的细胞不加以使用的话，就会慢慢被大脑修剪掉，等于白白浪费了资源。而持续学习才能充分使用这些神经细胞，并建立神经细胞之间的复杂连接，让它们物尽其用。

这也说明，学习和运动需要充分结合，才能达到最佳的健脑效果。

## 推荐几种健脑运动

除了散步、跑步、跳绳等有氧运动，乒乓球和羽毛球这两项运动要求大脑快速紧张地思考，能够充分调动全身运动系统，促进大脑的血液循环，供给大脑充分的能量。

骑自行车时，你既要关注周遭环境，又要做好平衡手脚的工作，这能促进血液循环，让大脑摄入更多的氧气。所以，每次骑自行车后，你会感觉头脑清楚，思维清晰。

体操和瑜伽能促进肢体的活动和舒展，并需要肢体相互协调，考验人的平衡能力，无形中大脑也得到了锻炼。

屈指运动，比如弹钢琴、敲击键盘、织毛衣、玩健身球，在屈伸手指的过程中，手指的活动量增加，可以激活手—脑反射，对大脑功能的提高有帮助。经常做手指屈伸运动的人，大脑功能不容易退化。

Chapter *4*

# 良好睡眠:
# 给忙碌上班族的健脑神器

## 为什么现代人的睡眠质量越来越差？

人的一生中，大约有三分之一的时间是在睡觉中度过的。睡觉是比"民以食为天"还要重要的事情。睡得好，才能工作得更好。睡得不好，不仅工作做不好，还会引发各种健康问题。

那怎么判断自己的睡眠质量呢？失眠有哪些典型症状？我们来看看世界卫生组织关于失眠的定义，只要你符合其中的一条，就算失眠了。

- 连续一个月每周至少有3天出现躺下30分钟后无法入睡；

- 每天睡眠时间不足6.5小时；

- 夜间在睡眠过程中醒来超过3次，醒后难以入睡；

- 多梦，多噩梦；

- 次日起床后伴有嗜睡、疲劳、精神状态不佳、认知功能下降等状况。

据统计，我国有睡眠障碍的人数已达到3亿左右，在大城市中这个问题尤为明显。并且，失眠已经不再是老年人的专属，越来越多的年轻人也加入到失眠大军之中。

那么，为什么现在有这么多人被睡眠障碍困扰呢？怎样解决这个问题？我们先从被称为人类"第三只眼睛"的松果体说起。

## 松果体：人类的"第三只眼睛"

《西游记》里的二郎神额头上有第三只眼睛，而且威力无穷。中国古代也一直有"开天眼"的传说。据说，开了"天眼"就可以看到过去、未来以及常人所不能看到的东西。所有这一切，都寄托着人们对"第三只眼"超自然力量的美好想象和希望。然而，人类真的有第三只眼睛吗？

从脑科学的角度来看，真的有！不过，第三只眼不在额头，而是隐藏在大脑的深处，叫作松果体。

松果体，位于大脑中线部位，确实是人类大脑里对应额头正中的地方，只有一颗豌豆大小，17世纪由大科学家笛卡儿解剖大脑后发现并命名。因为长得像松果，所以叫松果体。

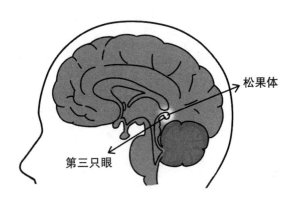

**松果体的位置**

松果体有什么功能呢？

### 1. 调整睡眠—苏醒节律

松果体能像眼睛一样，感知自然界的光，并根据光的情况调整分泌褪黑素。白天，眼睛接收到太阳的光线，并把信号传入松果体，松果体分泌褪黑素的功能暂时关闭。夜晚，眼睛接收到的光线大量减少，松果体开始大量分泌褪黑素。

褪黑素是一种激素，主要作用是促进人类的睡眠。我们熟知的脑白金，主要成分就是褪黑素。我们的祖先都是日出而作，日落而息，周而复始的节律靠的就是松果体分泌褪黑素的功能。

### 2. 更高的知觉？

我在这里打了一个问号，原因是这一点并没有完全得到科学上的证实，相反，科学文献中还有许多矛盾之处。

松果体在被发现之初就披上了一层神秘的色彩。发现者笛卡儿认为，松果体是人类灵魂所在之处，是所有人类思想形成的地方。许多宗教人士则认为，松果体是神与人类沟通的桥梁。也有人认为，打坐、修道、冥想训练之所以能得到奇特体验，就是因为激活了松果体的功能，让它接收到宇宙射线。这些传说一个比一个离奇，但共同的特点是缺乏足够的科学证据。

为什么人们会认为松果体有如此多神奇的功能呢？主要原因是松果体除了分泌褪黑素，还会分泌一种神奇的激素DMT（Dimethyltrptamine）。

DMT是一种强力致幻剂，口服以后会使人类产生幻觉——看见神、看见光、看见先人等等。亚马孙原始部落的巫师们经常在口服一种草药后与神交流，药物的主要成分就是DMT。在精神分裂症患者的血液内也可以发现DMT。

新墨西哥大学曾进行过DMT研究，召集60位自愿接受DMT注射的人接受测试。结果显示，DMT可以使受试者感觉到濒死体验式的声音或视觉幻象。有人甚至说接触到了外星人，而且被这些外星人测试、操纵。

但是也有研究表明，松果体并非人体内唯一可以分泌DMT的器官，大脑的其他部位也可以分泌DMT。所以，松果体可以提供人类更高知觉的功能并未被科学证实。

## 进化迟滞：现代人睡眠障碍的根本原因

从第一个直立行走的猿人算起，人类已经有320万年的历史。

我们的祖先日出而作、日落而息的生活方式是长期演化和自然选择的结果。在一片漆黑的夜晚出去工作，不仅眼睛看不清楚，影响效率，还容易受到猛兽的攻击，性命不保。

人类的大脑为了适应这样的规律，也进化出一套日落而息的睡眠系统。当太阳下山，进入眼睛的光线大量减少，松果体就分泌大量的褪黑素，催人入眠，这样人类就能很自然地在太阳下山后睡个好觉。当太阳出来后，进入眼睛里的光线大量增加，褪黑素大量减少，人会自然苏醒。

本来一切都配合得那么完美，可是电光源被发明之后，人脑睡眠系统运作的规律就被打破了。

电的发明使人类在晚上也可以拥有大量的光线。电视、电灯、手机让熬夜加班、深夜吃夜宵、狂欢到天亮成为可能。如此一来，即使到了晚上，也有大量的光线进入眼睛（尤其是熬夜躺在床上刷手机时），这就很容易让我们的大脑误以为还是在白天，褪黑素分泌大量减少，引起一系列睡眠问题。

尽管大脑可以通过进化来顺应环境的变化，可是电的发明才200年的时间，与320万年的人类历史相比只不过是一瞬间，人脑根本来不及进化。这等于说，我们享受着现代人的文明，却还是使用着原始人的身体。**大脑和身体的进化没有跟上文明进化的步伐，这可能是现代人睡眠障碍的根本原因。**

其他导致失眠的因素，还有现代社会压力大、工作强度高、情绪问题、不规律的生活习惯、滥用药物等等。

### 克服睡眠障碍的五种方法

那么，怎么解决失眠这个问题呢？

第一，让睡眠系统回归原始。在我们有生之年，让大脑加速进化是不可能了。现代社会，晚上不看电视、不开灯也不可能，但是10点以后尽量让家里的环境暗下来，大幅度减少进入眼睛中的光线，慢慢进入"睡眠模式"是有必要的。尤其尽量不要躺在床上刷手机，防止手机产生的大量光线影响褪黑素的分泌。

第二，养成良好的睡眠规律。每天几点睡觉、几点起床，雷打不动地执行，不要因为双休日而打破规律。让大脑养成定时分泌褪黑素的习惯，可以有效助眠。

第三，睡前不要剧烈运动，不要吃太饱，更不要吃夜宵。同时尽量避免茶、烈酒、咖啡等提神食品，这些都会让大脑误以为进入"战斗"或者工作状态，减少褪黑素的分泌。

第四，舒缓，舒缓，再舒缓。放松心情，卸下压力，要知道，天大的事过几年回头看都是小事。睡前听一点舒缓的音乐或者白噪声，洗个热水澡，喝杯热牛奶，再来点芳香精油，在放松中入睡。

第五，适量服用药物助眠。如果近期确实很难入睡，可以口服褪黑素或者请医生开助眠的药物，在短期内解决问题，然后逐渐减量。但不建议长期服用药品入睡，因为这样反而会让大脑产生惰性，甚至造成药物依赖，引发更严重的睡眠问题。

## 为什么每天都睡不醒？每天睡多少才算够？

在繁重的工作和学业压力下，我们常常会感受到一些诡异的睡眠现象。

比如，有时候其实没睡多久，但第二天早上起来精力特别充沛。有时候明明睡了十几小时，却越睡越困。特别是午睡补觉，睡了两小时还是睁不开眼，硬撑着起来也是恍如在梦中，没有任何战斗力。

难道不是睡得越多，身体就休息得越好吗？睡眠里究竟隐藏着怎样的秘密？如何利用睡眠规律让工作和学习效率翻倍呢？

## 睡眠周期理论

第二章我们提到，正常人的睡眠结构周期分两个时期：非快速眼动睡眠期和快速眼动睡眠期，两者交替出现。一个非快速眼动睡眠期和一个快速眼动睡眠期构成一个睡眠的完整周期，大概是90分钟。而我们一个晚上的睡眠，要经过4—6个睡眠周期。

我们在清醒的时候接收信息，体验与学习外在的世界。非快速眼动睡眠的重要功能是通过淘汰、清除不需要的神经连接，剔除无效信息并巩固记忆。

我们做梦的时候往往处于快速眼动睡眠期。它具有加强和整合神经连接的功能，能够为新的信息建立连接，并与过去的经验结合。人类的创意大多也是这样来的。

## 一觉醒来精力充沛的秘密

第一，尽量保证整周期睡眠。

处于快速眼动睡眠期的时候，如果闹钟把你叫醒，你就会感到一整天都昏昏沉沉。如果在完成整个睡眠周期或者处于非快速眼动睡眠期的时候把你叫醒，你就会精力充沛，可以快速高效地完成任务。

所以，重要的并不是睡足8小时或者9小时，而是睡足睡眠周期的整数倍。

注意，睡眠周期是从你入睡而不是上床开始计算。比如，你一个晚上睡4个周期（6小时）左右，你需要半小时入眠，那么可以设置六个半小时后的闹钟。

第二，摸索个体化、阶段化的睡眠整体时间。

睡眠时间是影响睡眠质量最个体化的因素。不同的人，处在不同的年龄，不同的身体素质和生长环境，对睡眠时间的要求是不一样的。但总的来说，还是有一定的规律。以下是美国国家睡眠基金会推荐的睡眠时间。

新生儿(0—3个月)：睡眠时间每天14—17小时

婴儿(4—11个月)：睡眠时间每天12—15小时

幼儿(1—2岁)：睡眠时间每天11—14小时

学龄前儿童(3—5岁)：睡眠时间每天10—13小时

学龄儿童(6—13岁)：睡眠时间每天9—11小时

青少年(14—17岁)：睡眠时间每天8—10小时

成人(18岁以上)：睡眠时间每天7—9小时

第三，通过评估睡眠质量，找到最适合自己的睡眠时间。

美国国家睡眠基金会建议，健康的成年人每晚需要睡7—9小时才能保证睡眠质量。这指的是由入睡到睡醒需要的有规律的睡眠时间。但7—9小时有两小时的区间，而每个人的生活习惯、工作和学习安排并不一样，怎样在这个范围里找到适合自己的最佳睡眠时间呢？

除了第二天起床感觉精力充沛，以下是美国睡眠医学会（AASM）

2017年发布的"睡眠质量建议"，你可以自测是否达标。

### 1. 能在30分钟内入睡

从上床准备睡觉到入眠不超过30分钟。

### 2. 每晚醒来5分钟以上不超过一次

如果年龄小于65岁，夜里醒来数次，但都能翻个身又睡过去（整个过程不超过5分钟），则属正常。

如果年龄大于65岁，每晚醒来两次以内（超过5分钟）也属正常。超过两次的，首先要考虑是睡眠呼吸暂停综合征引起，还是其他疼痛、不适导致，建议去医院就诊。

### 3. 醒后在20分钟内能重新入睡

一般来说，醒后20分钟内，身体仍然属于放松状态，容易再次入睡。但超过20分钟都不能入睡，就要引起重视。如果只是偶尔出现这种情况，可以下床做一些放松活动，如看书等，但不要刷手机。经常出现类似问题的，建议就诊。

## 怎样睡觉才能让大脑更高效？

提起睡眠质量，许多人迷信"8小时睡眠"理论，认为只要睡足了8小时就可以轻松恢复精力。然而现实中，即使睡足了8小时也有精力不济的情况发生，而有时候睡眠不足8小时反而精力充沛。这是为什么呢？

## 8小时睡眠理论的由来及误区

"8小时睡眠"最早是和"8小时工作制"一起提出来的。

19世纪末，超长的工作时间在西方各个资本主义国家基本是常态。在美国，工人普遍每天要工作14—16小时，并且没有双休日。超长的工时严重剥夺了工人们的睡眠时间，因疲劳产生的工作事故也时常发生。

无产者通过罢工运动跟资本家展开斗争，提出的口号就是"8小时工作、8小时休闲、8小时睡眠"，简称为"888工作制"。

8小时睡眠理论由此诞生。

对"8小时睡眠理论"首先提出科学质疑的，是英国睡眠协会前任会长尼克·利特尔黑尔斯。他也是《睡眠革命》的作者。

尼克·利特尔黑尔斯指出：每个人需要的睡眠时间不同，个体之间可能存在着很大的差异。衡量睡眠时间应该看睡了几个睡眠周期，执着于"8小时睡眠"没什么意义，有时只会带来睡眠焦虑。

尤其对很多上班族来说，由于工作压力大，无法确保每晚睡够8小时。要得到良好的睡眠，**睡眠质量比睡眠长度更关键。**

睡眠质量好，能让大脑思维敏捷。相反，睡眠不好，不只是效率低下的问题，还可能引起糖尿病、肥胖、阿尔茨海默病等病症。

下面我梳理了一套提升睡眠质量的方法，帮助你提升大脑的工作效率。

## 睡前准备

### 1. 创造环境

在床上85%的时间都要用来睡觉。尽量不要在床上看电视剧、电影，玩手机或者开家庭会议，最好做到一看见卧室的床就条件反射地想睡觉。

如果上床后翻来覆去一小时还不能入睡，建议你起来换一个房间，做点其他轻松的事情再睡。离开床会让你的体温下降，并转移你因为失眠产生的焦虑。

同时注意调节卧室的温度。科学研究表明，房间温度在20—25℃时，身体感觉最舒服，最容易入睡。

### 2. 洗澡或泡脚

建议入睡前90分钟洗个澡或者用热水泡泡脚。热水有助于兴奋副交感神经系统，抑制交感神经系统，从而令人产生睡意。但不建议热水沐浴或者泡脚后立即睡觉，因为此时神经系统仍然处于亢奋的状态，不利于入睡。需要经过90分钟左右，让体温下降，神经系统进入舒缓的状态，慢慢催发睡意。

### 3. 睡前准备活动（选择一种或者几种）

（1）舒缓运动

睡前半小时做些不用动脑的事情，如瑜伽类的舒展运动等，有利于放松身体，提高睡眠质量。

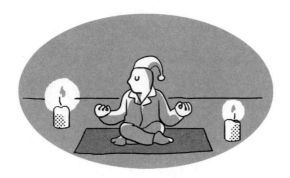

**睡前舒缓运动可提高睡眠质量**

（2）冥想与阅读

睡前冥想有利于放空大脑，提高专注力，让紧绷的神经放松下来。看书或者无聊的节目也能达到同样的目的。但刺激性电影或视频等会产生反作用，让大脑越来越兴奋，错过黄金睡眠期。

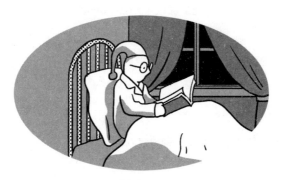

**睡前看书有利于放松精神**

（3）气氛营造

睡前可以将卧室的灯光调暗，同时放一些舒缓而单调的音乐。昏暗的环境和重复的音乐更容易舒缓大脑，让呼吸、节奏都慢下来，产生困意。

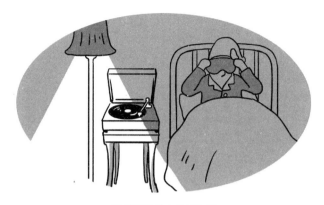

**睡前听音乐有助于入眠**

大脑对光线非常敏感，良好睡眠的秘诀之一是减少夜晚光线的摄入，特别注意要避免蓝光！手机或平板电脑等电子产品，极容易产生蓝光，最好不要带它们上床。

大脑喜欢关注新鲜事物，因此睡前要减少噪声的打扰，比如突如其来的狗叫或者汽车警报声，它们会刺激大脑，让人睡不着。与之相反，蝉鸣、电风扇转动声、流水声等单调乏味的白噪声却可以助眠，甚至覆盖其他噪声。

因此，有人借助白噪声入睡，甚至通宵利用白噪声让自己睡得更香。也有人会使用高质量的耳塞过滤掉噪声。

## 初睡期：把握黄金90分钟

入睡初期的90分钟是高质量睡眠的关键，又称为"黄金90分钟"。入睡8—10分钟后，进入非快速眼动睡眠期，即深度睡眠状态，这个时间段持续大概90—120分钟，是大脑释放压力、排出身体废物的最佳时期。所以务必保证最初的90分钟安然入睡，没人打扰，这样即使睡得短，睡眠效果也可以最大化。

那么，如何把握黄金90分钟呢？

首先，一定要重视最初的困意，一旦有这种感觉立马入睡。如果一直刷手机错过了第一次困意，就很难进入"黄金90分钟"的深度睡眠。

其次，安排好手头的事情，保证入睡后至少两小时内不被打扰。

最后，维持固定的作息时间。

## 睡眠期：保证整周期睡眠

如前所述，一个非快速眼动睡眠期和一个快速眼动睡眠期构成一个睡眠的完整周期，大概是90分钟。而我们一个晚上的睡眠，要经过4—6个睡眠周期。

## 觉醒期：如何神采奕奕地起床

### 1. 设定闹钟有窍门

大多数人在第一次闹钟响起时都不会立即起来。我建议设定两个闹钟，时间间隔20分钟，这是因为再次入睡后的10分钟以内仍属于快速眼动睡眠期，如果此时被叫醒可能精力不佳。但人在20分钟左右已经进入非快速眼动睡眠期，此时被叫醒，精力会较为充沛。

具体操作是：如果计划8点起床，你可以将闹钟分别设定为7点

40和8点整，第一个闹钟音量轻而短，第二个音量大。这样不管在7点40还是8点起床，都处于非快速眼动睡眠期。

### 2. 拉开窗帘，沐浴阳光

阳光照射眼睛后能刺激大脑的褪黑素迅速转换成血清素，后者可以使人心情愉快，神采飞扬。

### 3. 洗脸刷牙

用较低温度的水洗脸、刷牙，可以兴奋交感神经系统，刺激大脑快速苏醒。

### 4. 吃早餐时多咀嚼

一定要吃一顿有营养的早餐。这不仅因为早餐是一天中摄入营养最关键的一餐，而且咀嚼也可以促进头脑清醒。


## 关于睡眠的其他问题


### 1. 晚上可以锻炼吗？会影响睡眠吗？

晚上当然可以锻炼，但是要注意选择合适的时间。建议睡前3—6小时进行锻炼，从而加速心率，提升体温，并在睡觉前有足够的时间让它们回到基准状态。相反，刚结束锻炼时，不仅神经系统过度兴奋，体温也比较高，不利于入睡。

### 2. 喝酒有利于睡眠吗？

常言道，"一醉解千愁"，酒精似乎可以促进睡眠。但事实上，过量饮酒者会在最初的2—3小时醉倒，但3小时后他会醒来，并更加难以入睡。酒精会在睡眠的中后期（后半夜）对大脑产生兴奋作用，饮酒者中途醒来以后需要翻来覆去1—2小时才能重新入睡。所以，为了健康的睡眠，不建议在睡前饮酒。

### 3. 不要努力去睡觉

研究表明，努力睡觉反而会使肌肉紧张，提高心率、血压和激素水平。所以，在对待入睡这件事上一定要保持"佛系"。要想睡得好，就千万不要努力去睡觉。失眠并不是世界末日。尝试着放松，告诉自己：即使睡不着，保持放松，大脑也能得到休息。

### 4. 哪些疾病会影响睡眠？

许多疾病会导致失眠，如果你有以下疾病，请尽快就医治疗，以缓解你的睡眠障碍。

**帕金森病：** 帕金森病会让患者产生抑郁、焦虑的情绪，从而引起睡眠障碍。帕金森病早期的主要症状就是失眠。

**哮喘和支气管炎：** 患有支气管哮喘和支气管炎的人，往往会在夜间病情加重，导致睡眠欠佳，表现为喘息和咳嗽。

**心脏病：** 冠心病的心绞痛常常在夜间发作，表现为患者心前区压榨性疼痛和呼吸困难，从而无法入眠。另外，左心衰竭引起的心源性哮喘患者，往往会在睡熟1—2小时后突然憋醒。这是因为夜间迷走神经相对兴奋，冠状血管收缩，使心肌缺血缺氧，加之平卧时因回心血量明显增加，心脏负担明显加重。不安定的睡眠又使交感神经系统突然兴奋，心率增快，血压增高，使已经衰竭的心脏难以承受而出现心源性哮喘。

**高血压：** 在高血压发展过程中，容易有心悸、胸闷、头晕等情况出现，而这些不良反应都容易导致患者身体负担加重、睡眠质量降低。另外，长期服用一些降压药（洋地黄类药物、利尿药等）也可能引起失眠。

**甲状腺功能亢进（简称甲亢）：**甲亢患者分泌过多的甲状腺激素作用于神经系统，造成神经系统长期处于兴奋状态。表现为患者神经过敏，易于激动、焦急、多虑、多言多动，到了晚上，常常是异常兴奋，毫无睡意，有时思想不集中，甚至产生幻觉，以致彻夜不眠。

**肾病：**肾病患者失眠的原因大多数是和水肿、高血压有关。慢性肾炎主要表现为血尿、蛋白尿、水肿和高血压。白天可能感受不到，但是到了晚上，就会感受到水肿比较严重，造成失眠。肾病患者常伴有夜间高血压，后者对于中枢神经系统有影响，所以患者也容易出现失眠。

此外，关节炎、肌纤维痛、癌症等患者，往往会由于疼痛和心理压力大而失眠。

许多药物也会导致失眠，比如帕金森病药物、哮喘药、心脏病类药物、肾病药、一些减肥药、食欲抑制药、类固醇激素等等。如果你服用上述药物后出现了比较严重的失眠，请尽快到医院请主治医生调整药物。

## 夜猫子工作法，可取吗？

熬夜工作和学习在当今社会似乎已经成为常态。很多人在晚上头脑清醒，效率奇高，能够完成大量白天做不完或者无法完成的事情。

有人被迫熬夜，也有人主动熬夜。在许多公司，通宵达旦工作甚至成为员工勤奋努力的标准。可是，夜猫子工作法真的可取吗？

## 熬夜工作学习，效率会更高吗？

大量脑科学研究表明，熬夜工作貌似在当天晚上取得了大量的成果，实则损害了第二天的工作效率以及长久的工作质量。这背后的原理是"自我损耗理论"。

自我损耗理论由美国心理学家鲍迈斯特提出。所谓自我损耗，就是尽管你什么都没做，但每一次选择、纠结、焦虑、分散精力都是在损耗你的心理能量。每损耗一点心理能量，你的执行力和意志力都会减弱。

自我损耗的本质是使用心理能量改变原有习惯。如果是延续原来的习惯，哪怕是不太好的习惯，也不涉及心理能量的损耗。

以熬夜为例。如果你的生理习惯是每天凌晨一点睡觉，几十年如一日，那么对你而言，熬到一点睡并不能叫熬夜。但如果你的习惯是每天十点上床，突然为了加班熬到凌晨一两点，这种改变固有习惯的行为就是不折不扣的熬夜。

不可否认，熬夜工作会消耗大量的心理能量。然而，一个人的心理能量是有限的，它在夜晚消耗掉了，白天就无法再继续供应。

就拿意志力来说，它受大脑的前额叶控制。夜晚大量的持续工作会消耗大脑前额叶的能量，影响其工作效率，在白天大大降低意志力。这就是为什么我们在通宵工作以后会忍不住大吃一顿或者放纵自己一觉睡到下午。

因此，熬夜工作表面上延长了工作时间，实际上却是心理和身体上严重的自我损耗。长此以往，会有一种身体被掏空的感觉，必定影响工作和学习质量。

## 熬夜工作对身体的危害

熬夜导致的昼夜节律颠倒，会使人的生物钟变得紊乱，激素分泌异常，进而对生理功能产生负面影响，主要体现在八个方面。

### 1. 猝死

持续熬夜是猝死的诱因。

熬夜会导致交感神经过度兴奋，副交感神经衰弱。会使心跳加速，引发室速、室颤，可能造成心源性猝死，或者因血压过高使脑血管破裂或梗塞，造成脑源性猝死。对于那些已经有心脑血管疾病症状，或者有心脑血管疾病家族史的人，熬夜更容易引起猝死。

### 2. 患癌

长期熬夜会导致机体的免疫力下降，内分泌紊乱，甚至体内基因表达紊乱，抑癌基因调控失灵。作为基因疾病的癌症会趁虚而入。多项研究证明，熬夜与乳腺癌、结肠癌等疾病风险的提升存在紧密联系。

### 3. 损害肝脏

睡眠是肝脏的修复时机。睡眠不足，会导致肝脏的修复受影响，损伤肝细胞。而肝脏又是人体的解毒、合成、代谢、生物转化中心，当肝脏受损，势必会影响到全身健康。

### 4. 肥胖

熬夜也会造成肥胖，这就是很多人减肥失败的原因。因为人在睡眠状态时，会分泌"瘦素"[1]等帮助变瘦的激素，有助于机体分解脂肪。但如果长期熬夜，会导致激素的分泌紊乱，脂肪堆积，造成肥胖。

### 5. 损害皮肤

长期熬夜会使得皮肤暗沉、无光泽，出现黄褐斑、痣、暗疮、粉刺。另外，熬夜将导致皮肤的弹性变差，使得人体衰老速度加快。

### 6. 损伤心脏

熬夜之后，可能出现心慌气促，甚至有濒死的感觉。睡眠不足可能导致血压升高，加重心脏负担。因此，有心脏疾病的人，更应保证充足的睡眠。

### 7. 损伤消化功能

长期熬夜如果和吃夜宵加在一起，会导致胃肠道得不到充分的休息，影响消化系统的修复功能。可能会引发胃溃疡、十二指肠溃疡。

### 8. 记忆力、注意力下降

熬夜时，大脑保持兴奋，大量腺苷在神经系统堆积而无法通过睡眠清除。到了白天，大脑会变得疲惫不堪，出现记忆力减退、注意力不集中等状况，甚至会失眠或嗜睡。

## 如何科学熬夜

虽然熬夜对身体危害较大，但有的工作，比如护士值夜班等，无

---

1　一种由脂肪组织分泌的激素，作用于位于中枢神经系统的受体，调控生物的行为以及新陈代谢。

法避免熬夜。这种情况下，如何科学熬夜，把对身体的伤害降到最低呢？我有几个建议。

### 1. 适当补充维生素

熬夜首先伤害的是大脑，导致神经元凋亡，神经细胞的连接工作效率降低，同时大脑代谢废物无法清除。因此首先要补充复合维生素B，促进大脑神经细胞的修复和生长。

熬夜工作的人眼睛容易疲劳，而维生素A可以提高眼睛对昏暗光线的适应能力。所以夜班工作者要多补充维生素A。

熬夜工作会降低免疫力，可以补充适量的维生素C。因为人体缺乏维生素C，更容易出现抵抗力下降、疲倦、情绪急躁、牙龈出血、体重减轻等症状。

这些维生素在饮食中都可以获得，但是食物中的维生素单位含量比较低，常常需要大量进食才能达到效果。为了提升补充效率，**长期熬夜的人应适当服用复合维生素胶囊。**

### 2. 调整饮食

熬夜会大量消耗身体能量，所以及时补充能量和优质蛋白质非常重要。对于晚上12点前睡觉的"轻度熬夜"者，不推荐增加饮食。对于通宵奋战的"重度熬夜"者或者夜班工作者，建议适当补充第四餐，但要安排好进食时间，以免加重消化系统的负担。

比如夜班时间为晚上11点到次日早晨6点的人，可在下午4点到5点吃一顿晚餐，等晚上12点到12点半，可再吃一顿。

在饮食结构上，要强化优质蛋白质的补充。充足的蛋白质不仅可以保证人体健康，还可以提高工作效率，所以经常熬夜的人要多吃一些瘦肉、蛋类、鱼类、虾类、豆制品等蛋白质含量丰富的食物。要避免高糖饮食，因为对糖的消化、吸收会大量消耗维生素B，并容易使人发胖。

### 3. 及时洗漱，注意保湿

许多人熬夜后倒头就睡，连洗漱的力气都没有。其实，熬夜后洗个热水澡能够兴奋副交感神经，从而降低过于亢奋的交感神经，有效促进睡眠。

及时洗脸能够清除皮肤的代谢废物，避免皮肤暗沉长斑，但要注意皮肤保湿，因为熬夜后皮肤代谢能力下降，容易干燥，产生一系列皮肤问题。

# 午睡有必要吗？怎样午睡效率最高？

有的人中午不睡，下午崩溃，午睡一小会儿就神清气爽。而有的人午睡以后反而昏昏沉沉，效率下降。那么，午睡究竟是否有必要？怎样午睡效率最高？

## 午睡和晚上的睡眠一样重要

人体的睡眠由生物钟控制，具有一定的规律。早在1986年进行的

"人类睡眠与觉醒的节律实验"就已证实，人完全清醒的状态只能持续4小时左右，然后就会犯困一次。

在一天当中，人最有睡意的有两个时段：凌晨1点到4点，下午1点到4点。对大多数人来说，这两个时段受生物钟的影响，人体处于生理清醒状态的低潮，本能上需要通过睡眠来恢复体力和精神。

而午睡就相当于为人体快速充电，可以提升记忆力，并且调节情绪，缓解压力，还能提升人体的免疫力，预防心脑血管疾病。可以说，合理的午睡和晚上的睡眠一样重要，也是人体的本能需求。午睡主要有四个作用。

### 1. 休息大脑，提高记忆力和工作效率

美国威斯康星大学的研究发现，睡觉可以促进大脑神经细胞的修复，因为睡觉时，大脑停止了信息的输入，有机会进行休息和恢复。

前面提到，大脑负责记忆的关键部位是海马回，海马回一般只在我们睡眠时才开始工作，进行信息的整理和记忆。午睡相当于给大脑记忆中心提供工作的机会和时间，可以提高记忆力，帮助记住复杂的概念。

加利福尼亚大学的萨拉·迈德尼克团队研究显示，白天小睡总体上可以提高记忆能力，而摄入咖啡因对记忆没有帮助，甚至会使记忆力更糟。

### 2. 消除疲劳，保护心脏

快速充电式的午睡可以迅速消除人体疲劳，并有保护心脏的功能。每周至少3次，每次午睡30分钟，可使因心脏病猝死的概率降低37%。

午睡可以兴奋人体的副交感神经系统，使心率减慢、血压下降，

可以舒缓血管、降低人体紧张度。研究表明，在有午休习惯的国家和地区，冠心病的发病率较低。

### 3. 提升免疫力

根据美国免疫学家贝里·达比团队的研究，对个别存在睡眠障碍的人施行催眠干预后，受试者血液中的T淋巴细胞和B淋巴细胞水平均有明显升高。这说明免疫系统可以在睡眠期间得到某种程度的修补，并转而对睡眠起调节作用。德国的研究则发现，午睡可有效刺激体内的淋巴细胞，增强免疫细胞的活性。

### 4. 保护视力

闭眼入睡后，劳累了的眼球睫状肌能够得到休息；副交感神经兴奋，可以使白天紧张工作中处于抑制状态的泪腺开始分泌泪水，滋润干涩的眼球；同时，眼部细胞的新陈代谢也会加快。因此，合理的午睡可以保护眼睛，防止视力下降。如果不能午睡，闭目养神一会儿也是好的。

## 高效午睡的三个建议

既然午睡的好处这么多，为什么有时候你会发现自己午睡过后反而昏昏沉沉、效率下降呢？这里提供几个高效午睡的小技巧。

### 1. 时间控制

前面提到，一个非快速眼动睡眠期和一个快速眼动睡眠期构成一个睡眠周期，大概是90分钟。正常人入眠后，一般先进入非快速眼动睡眠期，然后进入快速眼动睡眠期，紧接着又是非快速眼动睡眠期，周而复始。

如果一个人在非快速眼动睡眠期被唤醒，一般来说会头脑清醒，效率较高，反之则会昏昏沉沉。因此，午睡时长以20分钟到30分钟最为适合，以便在非快速眼动睡眠期醒来。睡多了反而会困倦不堪。

如果你在头一天晚上值夜班，睡眠不足，需要补觉，那么午睡可以安排90分钟左右，睡足一个睡眠周期。

注意，午睡醒来以后，不要马上开始工作，可以先洗个脸清醒一下，缓一缓再逐步投入到工作中。

### 2. 姿势控制

最好躺下睡，如果没有条件，就靠着椅背睡觉，脖子后面戴个U型枕，腿可以放在椅子上，这样有利于全身的血液循环。

不建议趴在桌子上或枕着胳膊睡觉，因为这样可能会对眼球造成压力，更容易造成近视、青光眼等眼部疾病。此外，趴着睡还可能压迫胳膊的血管或者神经，引起手臂麻木无力等症状。

### 3. 睡眠时机

不要午饭后立即午睡，以免加重消化道和心脑血管的负担。建议吃好午饭后20分钟左右再午睡。最好是午饭后稍微活动半小时，比如散步走动走动，促进一下消化道的运动和食物的消化，然后躺平入睡。

*Chapter* **5**

情绪自救:
情绪问题,可能是
脑健康问题

# 神经衰弱是怎么回事？

你可能感觉自己非常容易被激怒，常常失眠；稍微休息不好或者被刺激一下，就心脏怦怦跳得难受；甚至会因为过度焦虑或者抑郁影响到工作与家庭生活，被医生诊断为神经衰弱。

这究竟是怎么回事？都和我们的神经系统有关吗？应该怎样自我调节？在什么情况下需要去看医生？

要回答上述问题，首先要搞清楚，我们正常的神经系统是如何工作的。

## 植物神经到底是什么？

许多人因为失眠、肚子痛、消化不良或者心脏难受去看医生，被诊断为"植物神经功能紊乱"。人类作为高等动物，怎么会有"植物"神经呢？其实植物神经只是医学上一个比喻的说法，并不是真的有植物长在你的身体里。

人的身体里有两套神经系统在管理复杂的身体运行。第一套神经系统叫"自主神经系统"。顾名思义，自主神经系统就是你自己能做得了主的神经系统。比如，举手、迈步、张嘴、伸舌头这些动作，是按照你的意志传递给神经系统并支配肌肉完成的。

第二套神经系统叫"非自主神经系统"，这部分神经系统管理的身体行为不是你的意志能够完全自由支配的，或者说完全不需要你的自由意志支配。比如心跳、呼吸、排便、血压以及睡眠，这些都是不由自主的行为。

举个例子。正在看书的你如果停下来，把注意力放在呼吸和心跳上，可能会觉得有些不适应。如果你有意识地过度去支配心跳、呼吸、血压等每一个细节，你头脑里的信息量就会"爆炸"，让你没有精力去处理真正需要完成的事。

因为"非自主神经系统"不由我们的意识控制，就像植物一样，自己做不了主，所以它被形象地称为"植物神经系统"。如果一个人因为大脑受伤而深度昏迷，丧失了"自主神经系统"的所有功能，但他的"植物神经系统"还能够正常工作，那他就是"植物人"。

植物神经系统并不是简单的一根或者两根神经，而是由分布在全身的、数以亿万计的神经细胞组成的复杂系统。这些神经细胞广泛分布于心脏、肝脏、胃、肠、膀胱等内脏中。

简单来说，植物神经系统又可以分为两大阵营：交感神经系统和副交感神经系统。两者相互制衡，维护身体的正常平衡。

交感神经系统的主要作用是适应战斗状态。我们在紧张或者激动的时候，经常瞳孔放大（怒目圆睁）、肌肉抖动、毛发竖起（怒发冲冠）、手心出汗、心跳加快，这些都是交感神经系统兴奋导致的，目的是让生物体快速进入战斗状态，所谓"能打仗、打胜仗"。交感神经系统中的神经细胞直接沟通的神经递质主要是肾上腺素。

副交感神经系统则完全相反，负责休闲、放松和休息。副交感神经系统兴奋可以让心跳变慢，呼吸变慢，整个人进入休息和放松的状态。

## 神经衰弱是哪根神经衰弱了？

医学上说的"神经衰弱"，究竟是哪根神经衰弱？大多数情况指的是副交感神经系统。

我们的身体，尤其是我们的内脏器官，同时被交感神经和副交感神经控制着。它们就像在拔河，互相用力而使身体达到平衡状态。

比如，交感系统要求心跳快，而副交感系统要求心跳慢。交感和副交感如果都很健康，处于平衡状态，我们的心跳就可以维持在正常水平。反之，如果副交感系统衰弱，交感系统就会趁机兴起，支配心脏怦怦跳个不停，你自然就感到心悸、胸闷，非常难受。如果这个时候你注意休息，或者使用药物刺激了副交感神经，让副交感神经重新兴奋起来，心跳就又可以变慢，恢复到正常水平。

人类在紧张或者恐惧时做出的反应和动物是一样的。

当我们感到恐惧时，大脑会自动发出脉冲电波，刺激交感神经，进而加剧皮肤和内脏活动，产生手心冒汗、心跳加快、呼吸急促、嘴巴发干等症状。其本质是交感神经通过与内脏等相关器官的神经末梢接触，释放肾上腺素。与此同时，人体也会在交感神经的刺激下分泌额外的肾上腺素，它们进入血液，会进一步增强交感神经的功能。

通常我们感觉不到身体内部的活动，这是因为副交感神经制约着交感神经的活动。只有当我们过度紧张、恐惧或者兴奋的时候，交感神经才会占据主导地位，使我们意识到这些器官正在加速工作。

比如，很多人因为突如其来的大事故（家人生病，一次大型考试发挥不好，手术中大出血，等等），或者很长时间形成的工作和生活压力，分泌肾上腺素的神经变得非常敏感，从而产生各种反常症状，并由此陷入了恐惧—肾上腺素分泌—更加恐惧的恶性循环。由于恐惧，更多的肾上腺素被释放出来，使得本身已经非常敏感的身体更加紧张，人也由此越发恐惧。

洗个热水澡、喝杯热牛奶、用热水泡个脚或者听听舒缓的音乐，都可以助眠，它们共同的原理就是通过温度、声音以及食物的刺激，兴奋你的副交感神经。一旦副交感神经战胜交感神经，那睡意就来了。反之，如果交感神经兴奋，就会使人心跳加快，血压升高，激动得睡不着觉。

为什么有的人一紧张就想上厕所？这也是交感神经兴奋的表现。因为从进化的角度看，逃跑的时候，生物体排出多余的体重，可以提高跑步的速度，与此同时，排泄物刺鼻的气味也可以让某些追赶你的生物望而却步。

## 摆脱焦虑的三个原则

心慌，恶心，呕吐，内脏翻腾，胃痛，胃胀，腹泻，四肢发麻，全身游走性的疼痛，说不出哪里不舒服，但就是不舒服，觉得自己快要死了……

现实生活中，很多人饱受这些症状的折磨，但去医院检查，医生给出的诊断和他们症状的严重程度完全不相符，以至于他们经常被误会为"没病装病""作死""夸大事实""故意骗病假"。

我想说的是，这些症状都是真的，而且谁发作，谁知道，确实非常严重。这些人也不是真的没有病，如果不是去正规的精神科或者神经科检查，神经性焦虑（焦虑型神经衰弱）这种现代社会的高发疾病非常容易被忽略。

许多患者由此一再耽误治疗，在肉体痛苦和被人误解中，病情不断加重，甚至有人病程长达三四十年仍不自知。

解决方案在于，患者必须正确认识到自己的病症并接受正规治疗，打破恶性循环。

## 神经性焦虑发病的过程

### 1. 起因

许多人会在经历一次重大意外或者过度劳累后偶然患上这种神经衰弱。表现为心慌，心脏怦怦乱跳，有时甚至会停跳一次。但去医院检查后发现，心脏本身没有问题，在贫血、疲劳或者压力大时也偶尔会出现这些症状，这是一种非常正常的生理现象。

可是，有的患者不这么认为，他们非常敏感，并且非常重视身体健康。尤其是夜深人静的时候，他们会感觉心脏就要停跳了。平常一旦有什么不舒服，他们往往会躺着不动，生怕会加重心脏的病情。

但其实，心脏突然感觉不舒服是一件很正常的事情。可以说，对疾病的恐惧，是神经衰弱产生的重要原因之一。

### 2. 恶性循环

当恐惧开始刺激大脑时，大脑会指挥身体分泌更多的肾上腺素进入血液，以应对"战斗"状态。肾上腺素让原本脆弱的心脏更加敏感，于是心慌的感觉进一步加重。患者往往感觉自己快要死了，心脏就要爆炸了或者停跳了。

但是他们会在不知不觉中睡着，第二天，这些症状又神奇地消失了。或者当他们投入到紧张的工作中，也会忘记心脏的不舒服。可是，一旦心慌的感觉再次来袭，他们会更加恐惧，害怕再次发作，时不时地摸摸脉搏，数数心跳。由此，体内累积的肾上腺素越来越多，他们会越来越恐惧，渐渐地，他们会感到手脚发麻、头皮发麻，或者胃痛、恶心、腹泻。

### 3. 恐慌

这个时候，患者可能会去看医生。如果看病的医生专业不对口，多半会告知患者"没有病，回去休息吧"。

有些人面对医生的轻描淡写会产生怀疑，还有一些人会选择休息，可是在休息的过程中，他们有更多的时间关注自己的心脏，于是在恐惧地数心跳和脉搏的过程中，症状进一步加重。

当恐慌一次次来袭，患者会变得心力交瘁、食欲不振、体重下降、害怕独处。

### 4. 积极对抗

神经性焦虑患者通常会把病魔当成敌人，和它积极抗争。他们会一再告诉自己："我一定能战胜病魔，一定能忘记这些症状，一定能把自己治好！"有些人也会积极地找医生治疗。

这种精神值得敬佩。但是和病魔对抗只会加重病情，因为"积极对抗""积极战斗"这种情绪也会促使身体分泌大量肾上腺素，从而加剧恐惧—肾上腺素分泌—更加恐惧的恶性循环。

### 5. 崩溃

此时，离患者第一次发作已经过去一年甚至数年了。患者四处求医或者积极对抗，病情仍然没有好转，反而越来越重。他们会变得焦躁，易怒，对自己毫无信心。他们完全被打败，有的人可能开始换工作，被人群疏远甚至离婚。他们躺在床上，觉得自己一辈子就这样废了。


## 焦虑自救的方法

病魔的能量来源于你的恐惧。恐惧加重了症状，而症状又加重了恐惧。那我们应该如何自救，消除恐惧呢？有三个基本原则：

1. 坦然地面对；

2. 平静地接受；

3. 忙碌而耐心地等待。

初看你可能会觉得："太简单了！这是真的吗？"让我们看看大多数神经性焦虑患者是怎么越陷越深的吧。

当头痛或者心悸的症状出现时，他们总是会过度关注并仔细检查每一个发作细节，有人把头用红布包起来，有人去摸脉搏、数心跳，有人开始记录自己两小时内上厕所的次数。

为了尽快摆脱这种烦人的症状，他们要么生硬地对抗症状，要么急得像热锅上的蚂蚁，要么拼命找事做，希望转移自己的注意力。如果一直不见好转，他们就会担心个没完，一天到晚都在考虑这些事情：都过去这么长时间了，怎么还没好？是不是得了什么重大的疾病？不会死掉吧？！

总之，神经性焦虑患者的应对措施是逃避而不是坦然面对，是对抗而不是平静接受，是过度关注而不是耐心等待。

但问题是，病魔会从你的恐惧中吸取能量，不断成长，而你则陷入"恐惧—肾上腺素分泌—更加恐惧"的恶性循环，日益憔悴。要战胜病魔，一定要打破这个恶性循环，将病魔的能量来源彻底断绝，让它日益萎缩，症状才能慢慢好转。

下面我以神经性焦虑患者最常见的两个症状为例，介绍如何在实践中贯彻这三个原则。

## 头痛

当你感到头很胀，整个头都要裂开了或者头皮发麻，就好像有闪电不断攻击你的太阳穴时，你去看医生，做了磁共振，没有任何问题，医生让你回去好好休息，可你越是躺在床上，头痛的感觉越是强烈。怎么办？

不要紧张地逃避，而要坦然地面对它。你可以把头痛想象成一个具象的病魔，把它从你的身体里抽离出来，静静地看着它，并且审视它，甚至可以描述一下头痛究竟是什么感觉，病魔究竟长啥样。

当你静静地看着它并且审视它的时候，你觉得它很可怕吗？不过是痛而已。如果你脚痛或者腰痛，你会这么紧张吗？它和一般的疼痛又有什么区别呢？不要把头痛当成怪物，更不要被恐惧支配。要明白，这些症状不过是身体里大量肾上腺素分泌的结果，如果你恐惧、逃避或者抗拒，肾上腺素就会分泌得更多，神经会更加兴奋，头痛就会更加严重而频繁。

如果你坦然面对病魔，仔细观察，你会发现，你的注意力开始游离，头痛甚至不会引起你长时间的注意。告诉自己：疼痛不过是一种感觉，不会造成真正的身体伤害。

需要说明的是，并不是你不害怕了，症状就会立马消失。你的神经系统已经非常疲惫，它需要时间去痊愈，就像一道伤疤需要慢慢地愈合一样。所以要耐心等待，不要再一次试图去控制头痛。找一些事去做，关注你的工作和家人，让注意力完全转移到其他事情上，忘记头痛的存在。慢慢你就能真正解脱出来。

## 心悸

你的心跳总是很快，还有怦怦怦重击一样的心跳时不时袭来（心脏早搏），你觉得太难受了，好像心脏随时都会停跳。你去医院检查，心电图和血液检查都显示你的心脏没有问题，没有心梗或者心衰。那为什么你总是心脏乱跳？为什么总是害怕或者有濒死的感觉？

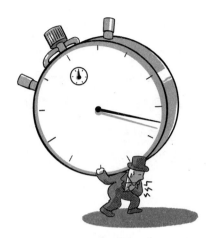

**焦虑容易导致心悸**

我希望你明白，基于你反复查验都正常的心脏报告，只要心跳没有超过每分钟100次，心脏早搏没有超过每天5000次，就都属于正常。事实上，医院里的许多患者每天早搏10000—15000次甚至都没有自觉的症状，许多接受手术的重病患者心率超过130次/分钟，也一样能够快速康复。这说明你的心脏并没有比平时更劳累，只不过是你对每一次正常和异常的心跳过于敏感。

如果一直数心跳，你会一直敏感下去。所以你过去一直焦急等待、数脉搏、吃补药，其实都是在浪费时间。

心脏真的是一个非常强大的器官。肾上腺素攻击心脏和其他器官的能力也非常有限，它只是一种报警行为，并不会使心脏停跳或者威胁生命。

就心脏而言，你是健康的，现在这些症状是肾上腺素大量分泌、使心脏的神经过于敏感的结果，以至于各种刺激（噪声、人多嘈杂的环境、生气、吵架）都会引发或者加重症状。所以你要真正地放松下来，面对它并接受它。你可以这样做：

第一步，把关于心脏的乱七八糟的感觉描述出来，写在纸上。

我保证你写不满半页A4纸，因为你会发现实在没什么可写的。再看看自己正常的心电图报告，不妨轻蔑地说一句："无所谓，不要紧，大家的心脏都这么跳。"

第二步，在接下来的很长一段时间里，接受这种毫无规律的心跳，把它当成一个调皮的孩子——时不时会袭击你，和你开个玩笑。当你变得更加达观，你的症状就会开始慢慢消退。

曾经有一个患者对我抱怨："我已经接受了心脏早搏，为什么它还在发作？"这位患者发作时心烦意乱，来回踱步，最后筋疲力尽。

这种情况就不是真正的接受。无论心脏怎么乱跳，都能去做其他事情，而不是在心脏问题上纠缠个没完，才是真正的接受。当患者真正达到无所谓的境界，恐惧才会渐渐消失，肾上腺素分泌才会慢慢减少，症状才会逐渐消退。

第三步，去工作，让自己忙起来，耐心等待症状的消失，最终你会忘记它。

神经衰弱患者如果无事可做，将会是一种灾难。相反，如果有事可做，思维的一部分用来承受过去的痛苦，而另一部分开始接受这种状态并开启一个新阶段，这将为大脑注入能量。

我有一个患者是基金公司的经理，收入不菲，称得上成功人士。但他曾经被恼人的心悸折磨得死去活来，股市不好或者是业绩不好的时候，往往发作得最厉害。

他四处就医，吃各种药，都没有好转，到后来每天都会发作，强烈的濒死感让他不得不放弃工作，在家休息。可是休息并没有解决问题，症状反而愈演愈烈。

后来他找到我。经过检查，我发现他的心脏确实没有任何问题，就给他开了镇静的药物，告诉他一半靠药物，一半靠自己。我让他把发作的具体症状用笔写下来，并回忆第一次发作到底是在什么情形下产生的。

他找出了原因。他的工作本来就压力非常大，又有一个非常严厉的上级，主管的训斥让他每天精神更加紧张。第一次心悸发作就是在汇报工作前出现的。

当我了解到金融是他热爱的事业后，我建议他重返工作岗位，但一定要远离发作源（那个上级领导），换一家公司。

于是他去了另一家公司应聘。幸运的是，这次的团队氛围要轻松得多，人与人之间的关系没有原来那么紧张。他从压力小的岗位慢慢做起，慢慢恢复。当然，这中间也经历了许多波折。

现在，他的症状已经完全消失，也不再吃药了。他还同时担任两家公司的董事。比起患病前，他更成熟了，也能更平和地对待焦虑。


最后补充一点，如果说追求事业能给你战胜疾病的能量，家庭则会给你爱的能量。

前面讲到的这位患者还有一个幸运之处，那就是他拥有一个爱他的妻子，无论他的症状发作起来多么严重，无论他怎么摔杯子、掀桌子，她都毫无怨言地陪在他身边，支持他。

亲人的帮助和爱、良好的家庭关系是康复中重要的一环，能大大减少人体内肾上腺素的分泌。与此同时，当你真正热爱你的家庭，爱你的妻子和孩子，你沉浸在亲情的快乐中，也能忘记烦恼。

如果你还没有组建家庭，可以试试养宠物或者栽种植物。我有一位患者，每次头痛发作的时候，只要修剪花草，症状就能大大减轻。


## 抑郁的真相及自救指南


抑郁症这个词曾经离我们很遥远，最近几年却成了高频词。这是社会文明进步的表现。以前不提抑郁症，并不是因为它不存在，而是我们忽视了它。

2021年，《柳叶刀-精神病学》（The Lancet Psychiatry）发表文献称，中国成人抑郁障碍的终生患病率为6.8%。根据中国总人口估算，约有9600万人患有抑郁症。中国成为世界上抑郁症发病人数最多的国家。这还不包括未列入统计的、不知道自己发病的抑郁症患者。

都市白领、医护人员、科研工作者、律师等工作压力大的群体都是抑郁症高发人群。那究竟什么是抑郁症呢？

## 抑郁症就是不开心吗?

从医学角度讲,抑郁症并不只是心情不好,而是一种精神疾病。以显著而持久的心境低落为主要特征,部分患者存在自伤、自杀行为,并可伴有妄想、幻觉等症状。

抑郁症患者不仅有抑郁情绪,还会有食欲、睡眠、精力、兴趣及记忆、注意力等方面的变化。这些变化几乎每天大部分时间都存在,并且至少持续两周以上,直接影响到患者的学习、工作或生活。

如果有以上表现,同时排除其他可以导致上述症状的身体或精神疾病,就有患抑郁症的风险,应该尽早就医。

需要注意,你在网上找到的抑郁量表(如下表)都是筛查量表,不是诊断量表。也就是说,可以使用这些工具量表筛查出是否存在抑郁情绪,但这种抑郁情绪是什么原因导致的,是否能确诊,需要专业医生的仔细检查及评估。

## 贝克抑郁量表(BDI-2)

本量表共有21组陈述句,请仔细阅读,根据你最近两周(包括今天)的感觉,从每一组中选择最符合你情况的一个条目。如果一组中有两条以上符合你,请选择其中更严重的一条。每组只能选择一个答案。

❶  0= 我不感到悲伤。

1= 很多时候我都感到悲伤。

**2** = 我始终感到悲伤，不能自制。

**3** = 我感到太悲伤或太难过，不堪忍受。

---

**②** **0** = 我对将来并没有失去信心。

**1** = 比起以往，对未来我更感到心灰意冷。

**2** = 我感到前景黯淡。

**3** = 我觉得将来毫无希望，而且会变得更糟。

---

**③** **0** = 我不觉得自己是失败者。

**1** = 我觉得我的失败比一般人的更多。

**2** = 回首往事，我能看到的是很多次失败。

**3** = 我觉得我是一个完全失败的人。

---

**④** **0** = 我和过去一样，能从喜欢的事情中得到满足。

**1** = 我不能像过去一样从喜欢的事情中感受到乐趣。

**2** = 我从过去喜欢的事情中得到的快乐很少。

**3** = 我完全不能从过去喜欢的事情中获得快乐。

---

**⑤** **0** = 我没有内疚感。

**1** = 我在某些时间里有内疚感。

**2** = 我在大部分时间里有内疚感。

**3** = 我在任何时候都有内疚感。

---

**6**   **0** = 我没有觉得自己在受到惩罚。

  **1** = 我觉得自己可能会受到惩罚。

  **2** = 我预料自己将受到惩罚。

  **3** = 我觉得自己正在受到惩罚。

---

**7**   **0** = 我对自己的感觉和过去一样。

  **1** = 我对自己丧失了信心。

  **2** = 我对自己感到失望。

  **3** = 我讨厌自己。

---

**8**   **0** = 与过去相比，我没有更多地责备或批评自己。

  **1** = 我比过去更多地责备或批评自己。

  **2** = 只要我有过失，我就责备自己。

  **3** = 只要发生不好的事情，我就责备自己。

---

**9**   **0** = 我没有任何想弄死自己的想法。

  **1** = 我有自杀想法，但我不会去做。

  **2** = 我想自杀。

  **3** = 如果有机会，我就自杀。

---

**10**   **0** = 和过去相比，我哭的次数并没有增加。

  **1** = 我比往常哭得多。

  **2** = 任何小事，都会让我哭。

**3**=我想哭，却哭不出来。

---

⑪ **0**=我现在没有比过去更加烦躁。

**1**=我比过去更容易烦躁。

**2**=我非常烦躁或不安，难以保持平静。

**3**=我非常烦躁或不安，必须不停走动或做事情。

---

⑫ **0**=我对其他人或事没有失去兴趣。

**1**=和过去相比，我对其他人或事的兴趣减少了。

**2**=我失去了对其他人或事的大部分兴趣。

**3**=任何人或事都很难引起我的兴趣。

---

⑬ **0**=我现在能和过去一样做决定。

**1**=我现在做决定比以前困难。

**2**=我做决定比以前困难了很多。

**3**=我做任何决定都很困难。

---

⑭ **0**=我不觉得自己没有价值。

**1**=我觉得自己不如过去有价值或有用了。

**2**=我觉得自己不如别人有价值。

**3**=我觉得自己毫无价值。

---

⑮  **0**=我和过去一样精力充沛。

　　**1**=我不如从前有精力了。

　　**2**=我没有精力做很多事情。

　　**3**=我做任何事情都没有足够的精力。


⑯  **0**=我没觉得睡眠有任何变化。

　　**1**=我的睡眠比过去略少（或略多）。

　　**2**=我的睡眠比以前少了很多（或多了很多）。

　　**3**=我根本无法睡觉（或一直想睡觉）。


⑰  **0**=我并不比过去容易发火。

　　**1**=相比过去，我更容易发火。

　　**2**=相比过去，我非常容易发火。

　　**3**=我现在随时都很容易发火。


⑱  **0**=我的食欲没有什么变化。

　　**1**=我的食欲比过去略差（或略好）。

　　**2**=我目前的食欲比过去差了很多（或好了很多）。

　　**3**=我完全没有任何食欲（或总是非常想要吃东西）。


⑲  **0**=我和过去一样可以集中精神。

　　**1**=我无法像过去一样集中精神。

　　**2**=任何事都很难让我长时间集中精神。

**3**=任何事都无法让我集中精神。

⑳ **0**=我没觉得比过去更累或乏力。

**1**=我比过去更容易累或乏力。

**2**=因为太累或太乏力，许多过去常做的事情不能做了。

**3**=因为太累或太乏力，大部分过去常做的事情不能做了。

㉑ **0**=我没有发现自己对性的兴趣最近有什么变化。

**1**=我对性的兴趣比过去少了一点。

**2**=我现在对性的兴趣少多了。

**3**=我对性的兴趣已经完全丧失。

**评分方式：**各组句子按所选项前标注的分值相加，得出总分。

总分0—13分：你很健康、无抑郁情绪，请继续享受生活的美好；

总分14—19分：你有轻度抑郁情绪，要注意自我心理调节。和朋友、家人多聊聊，或给自己放个假，和家人、朋友一起旅行，有助于你恢复正常状态；

总分20—28分：你存在中度抑郁，需要寻求专业人士的帮助，包括心理咨询和心理门诊；

总分高于29分：你的抑郁已经相当严重，必须去医院就诊，需要按医嘱服药，也许还需要住院治疗。

**使用说明：**该量表由美国心理学家艾伦·贝克于20世纪60年代首次编制，因对抑郁的严重程度评估具有较高的灵敏度而被广泛使用。

贝克抑郁量表虽然简单，但作为正规的心理测量量表，它和一般的游戏式心理测验不同，是十分可靠、准确的。但是它只能说明是否抑郁及其严重程度，对于是否达到抑郁症的诊断标准，到底患了哪种类型的抑郁症，是原发性的还是继发性的，等等，还需要由精神科医生或心理医生进一步检查以后确定。

　　正常人心情不好的话，散散心或者和别人倾诉一下，一般都能解决。但是抑郁症患者不开心是因为大脑内部的化学物质发生了变化（血清素和肾上腺素水平下降），这种不开心不是散心或者倾诉可以解决的，需要正规的治疗才能好转。

　　很多人说，乐观的人不容易抑郁。但事实上，乐观的人也会得抑郁症，而且这种抑郁后果往往更加严重。这就是学术上常讲的"微笑抑郁"。发病者大多是服务人员或者日常表现得比较幽默的人，他们脸上常挂着微笑，也常常讲笑话，但内心却充满了绝望。从外表看，很难将这种人和抑郁联系在一起，所以身边的亲人朋友往往更容易忽视他们的病情。

## 抑郁的根源是什么？

　　抑郁症的根源目前学界并没有定论，但可以肯定的是，生物、心理与社会环境等诸多因素都参与了抑郁症的发病过程。

### 1. 生物因素

　　抑郁症患者的大脑跟正常人相比有显著的改变，表现为大脑神经递质在神经突触间的浓度相对或绝对不足，导致整体精神活动和心理功能的全面性低下状态。

同时，抑郁症患者的大脑缺少5-羟色胺和去甲肾上腺素，抗抑郁药就是通过抑制神经系统对这两种神经递质的再摄取，即增加5-羟色胺和去甲肾上腺素两种神经递质在大脑中的浓度而发挥抗抑郁作用。

### 2. 心理因素

抑郁症患者常常觉得自己是个废物，活得没有任何价值，还不如死了好。而自我否定的根源在于对事实的解读。因为事实不会伤害人，对事实的解读才会。

比如，我考了倒数第一。这件事情如何解读？第一种："我为什么考倒数第一？因为我是废物。"这是标准的自我否定，容易让人抑郁甚至自杀。第二种："我为什么考倒数第一？因为我不够努力。我是聪明的，只是没有用对地方，我努力后可以提高成绩。"这就不是自我否定，而是积极向上的心态，肯定不会导致自杀。

### 3. 社会环境因素

社会环境因素是触发抑郁症的主要原因，指个体遭遇应激性的生活事件，比如失去工作或者考试失利、离婚、丧偶等打击之后，开始抑郁。

其中，对婚姻状况的不满意是导致抑郁的重要危险因素。离异、分居或丧偶的个体患抑郁症的概率明显高于婚姻状况良好者，其中男性更为突出。另外，重大的突发事件或持续2—3个月以上的生活事件（如亲人死亡或失恋等）对个体抑郁症的发生影响也很大。

## 如何战胜抑郁症？

抑郁症患者通过系统而正规的治疗，完全有机会得以康复。

治疗抑郁症，首先要想办法摆脱导致抑郁的社会环境因素。比如：婚姻不如意，要积极想办法改善和拯救婚姻；失恋的人可以换个环境，和朋友一起去旅行；工作确实无法忍受，就换个工作。

患者大脑的物质改变，大多数是需要医生治疗的，自我消化可能耽误治疗。所以当你发现自己心情抑郁，尤其是贝克抑郁量表的测试结果高于29分时，一定要及时去心理门诊或者精神科门诊就医，千万不要硬扛。要去医院找专业的医生寻求帮助，遵医嘱按时服药。

抑郁的心理疏导有一个关键点：无论何时都不要否定自己，你要相信，每个人都是这个世界上独一无二的存在，都有自己的使命，你能够生而为人，已经是宇宙的最高生命形式。

不要和别人比较，须知，成功没有固定标准，每个生命都有自己的成长规律。就像花园里有些花是春天开，有些花是冬天开。正是这些花期不同的花组成了精彩纷呈的世界，它们都有各自的娇美和珍贵之处。

你还可以通过深呼吸，将自己的注意力集中在呼吸上，或者做适量的运动，比如快走、慢跑、游泳及骑车，或是参与一些健身活动，如瑜伽、太极、健身操等，放松紧张的神经，改善睡眠及缓解身体不适。

下面分享一个我经手的抑郁症治疗的完整案例。[1]

---

1 脑外科医生通常不接诊抑郁症患者，而这位患者是受我一个朋友所托，正好我也有精神科的处方，也就是有资格开精神类的药物，所以答应帮她。

李女士是具有博士学位的公司高层管理人员，在上海有车有房，已婚已育，过着人人都羡慕的生活。

但是最近几年，李女士有些变化。她总是觉得情绪低落，老想睡觉，有时候晚上睡不好，白天工作效率也低，好在日常生活、应酬基本不受影响，工作也基本能胜任。只是遇到突发事件的时候，她就会焦虑不安，力不从心，总担心自己做不好。后来，李女士逐渐出现了注意力不集中、记忆力减退的情况，每天感觉混混沌沌，脑子不清醒，不得不依靠大量服用咖啡提神，但效果不佳。

一年后，在公司的管理岗位竞聘中，李女士虽然是热门人选，但是经过几轮选拔，她居然落选了！祸不单行，李女士的父亲此时又患癌症住院，让她变得更加忐忑不安。她觉得自己一无是处，工作不顺利，家庭也遭遇不幸，没有能力照顾好父母和孩子，变得很自责。

这成了压垮李女士的最后一根稻草，她逐渐变得郁郁寡欢，工作时完全无法集中精神，记忆力严重减退，做事经常丢三落四。家人察觉到李女士的状态不对，刚开始都以为是她的父亲住院引起的。但父亲出院后，李女士仍然整天都疲惫不堪，闷闷不乐，勉强应付工作和家庭生活，总说自己对不起家人，唉声叹气。丈夫看到她情绪不对头，就开始通过网络和朋友了解相关信息，怀疑她得了抑郁症，就带着她来找我。

经过全面的心理评估和精神检查，李女士被确诊为抑郁症，并且已经达到重度，需要尽快接受系统的抗抑郁治疗。

我给李女士开出的药方是药物治疗占60%，心理治疗和个人管理占40%。

首先就是使用抗抑郁药物，从小剂量开始逐步增加到治疗剂量，然后稳定服药。

其次是心理疏导。我要求李女士每周至少来一次我的门诊，和我进行深入的心理疏导式的聊天。主要目的是纠正她自我否定的心理状况。

在个人管理上，我的建议是：第一，生活要规律，每天睡觉和工作的时间要基本保持一致，不要因为双休日而打乱节律，一觉睡到中午；第二，一日三餐也要规律，食物搭配要均衡，多吃一些富含色氨酸的食物，比如小米、牛奶、香菇、香蕉等等；第三，每天必须坚持运动，早晨起床后运动40分钟，中午散步半小时，而且必须是在户外。

治疗四个月后，李女士逐渐恢复了注意力和记忆力，情绪得到较大改善。在心理治疗的帮助下，她开始重新审视自己的人生和工作，并从中发现了乐趣；和丈夫、孩子一起享受生活，不再为一些莫须有的事情感到焦虑和纠结。

一年以后，李女士恢复了自信和阳光，这个时候，她想停药。我不赞成，因为治疗还没有结束，需要经过一个完整的巩固期维持治疗，最后才是缓慢的减药期。这个阶段的治疗更重要的是预防复发。

李女士最终接受了科学完整的治疗方案，按照我的要求继续服药，坚持规律锻炼、日光照射等，经过两年左右，得以完全康复。

CHAPTER **6**

常见脑疾病：
脑子出问题，别着急

## 脑瘤识别：头痛该怎么办？

现代社会真是谈脑瘤色变！

作为一名脑肿瘤的专科医生，经常有朋友问我："我头痛好几天了，不会是得了脑瘤吧？"

我们都知道脑瘤，特别是恶性脑肿瘤，是致人死亡的重要原因。许多人也知道，脑瘤的一大症状就是头痛。本来科学普及是好事，但也让一些人一头痛就怀疑自己是脑瘤，整天惶恐不安，茶饭不思，进入"越是紧张就越是头痛，而一头痛就更紧张"的恶性循环。

其实头痛的原因有很多。工作压力大、发烧、普通感冒、头部外伤、高血压等都可能会引起头痛。头痛是非常常见的症状，而脑肿瘤在人群中的发病率是十万分之一左右。所以，单纯因为脑瘤而头痛的比例是很低的。仅仅因为头痛就跟脑瘤联系起来，未免有点多虑了。

但脑瘤确实会引起头痛，如果忽视头痛而耽误了脑瘤的治疗，往往会造成严重后果。重要的并不是"头痛不痛"，而是如何区分出"脑瘤引起的头痛"。脑瘤引起的头痛主要体现在三个方面。

### 1. 时间和体位

脑瘤头痛的本质是脑瘤的生长挤占了头颅内有限的空间，增加了头颅内的内容物和压力，引起头痛，所以又名"颅高压头痛"。事实上，这类头痛是大脑遇到危险报警的信号。

**颅高压头痛除了头痛之外，还会有恶心的感觉，甚至会喷射性地呕吐。这是重要的鉴别信号。**

在时间分布上，脑瘤的头痛会表现为清晨或者夜间入睡时更痛，白天工作活动时会减轻。而一般的头痛并没有时间分布上的规律。

因为脑瘤大多数属于慢性病，脑瘤的头痛也表现为慢性的特点，往往痛几个月都没有缓解，甚至越来越重。而一般的头痛大多数属于急性病，来得快，去得也快，一般几天或一周左右就消失了。

脑瘤的头痛和患者的体位变化也有一定关系。通常情况下，躺下会加重头痛，而坐起来或者站起来可以减轻头痛。这都是因为体位的改变影响了颅内压力。而一般的头痛和患者体位的改变并没有太大关系。

### 2. 不仅是头痛

脑瘤在颅内还有"占位效应"。这代表它不仅会引起头痛，还能损害大脑的功能，因而会引起头痛以外的其他症状。

比如，大脑半球的肿瘤除了引起头痛，还可能会导致癫痫（表现为肢体抽搐、口吐白沫、两眼上翻等）、言语障碍、反应迟钝，甚至四肢麻木、乏力等等。

垂体瘤患者除了头痛，还可能会出现性功能障碍、月经失调、不孕不育甚至视力下降等。

听神经瘤除了引发头痛，还会引起听力下降、耳鸣、面瘫、走路不稳等症状。

大脑松果体区肿瘤除了引发头痛，还能引起儿童发育迟缓或者性早熟，两眼无法往上看，等等。

如果头痛还伴有上述症状，一定要及早到医院就诊。

### 3. 止痛药效果不佳

目前市面上出售的止痛药大多数属于解热镇痛药物，对于发烧、感冒引起的头痛非常有效，对于工作压力大、疲劳引起的头痛也有效果。但是脑瘤的头痛是颅内压力增高导致的。止痛药属于治标不治本。所以，因为脑瘤而头痛的人服用止痛药物，症状通常不会有明显缓解，或者刚开始几天有效，然后逐渐无效。一般来说，如果头痛时服用止痛药物超过一周没有缓解，一定要到医院进一步检查。

## 怀疑是脑瘤，应该怎么办？

如果头痛符合上述三个脑瘤特点中的一个，就应该怀疑是脑瘤。但是也不要惊慌，因为"怀疑脑瘤"和"确诊脑瘤"之间还有很大的距离。大多数"怀疑脑瘤"的人最后都排除了脑瘤的可能。

一旦怀疑脑瘤，一定要去医院就诊。医生会进行详尽的查体，检查是否有神经功能损害的表现，然后进行针对性的仪器检查。最普遍的办法是做头颅的核磁共振扫描。这个检查没有辐射，对人体没有伤害，也可以把大多数大脑内部的病变区分出来。

千万不要讳疾忌医或者相信江湖游医的特效药物，一拖再拖，最终耽误了诊断和治疗。

# 辐射问题：脑瘤与使用手机有没有关系？

现代人的生活已经离不开手机。近20年来，随着手机应用的普及，脑肿瘤的发病率也逐年上升。有人提出，手机辐射可能导致脑瘤。这个观点是否正确呢？

## 手机辐射属于可疑致癌物

辐射可以分成电离辐射和非电离辐射两大类。

电离辐射（X射线、紫外线、伽马射线等）来自医院的CT机、X光机、放疗、紫外灯、伽马刀治疗等等，特点是辐射频率高、能量大，很容易将原子中的电子激发出来，产生离子化，在穿透人体组织的时候，能够破坏人体的DNA，杀伤细胞，造成机体损伤，同时存在致癌的风险。它们对人体的致癌性是明确的，因此被世界卫生组织分类为1类。

**而我们常接触的手机、微波炉、Wi-Fi、电脑、阳光等产生的辐射均属于非电离辐射。**这类辐射携带的能量低，一般不能破坏细胞的结构，只能使水分子的运动加快，产生热量。比如在太阳的照射下，我们会感到热。

研究表明，手机向人头部传递的能量小于0.125瓦特，而强烈的阳光可以传递约43.8瓦特的能量，是手机的350多倍。如果是短时间使用手机，由于能量较小，手机的电磁波穿透皮肤和颅骨比较困难。但长时间使用手机，辐射作用是否有累积效应，目前并不明确。

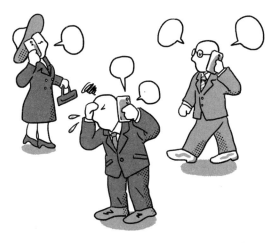

**长时间使用手机容易头晕、头痛**

国际癌症研究机构将物质致癌性分为五类，依次为：1类（对人体致癌）、2A类（对人体可能致癌）、2B类（对人体可疑致癌）、3类（不列为对人体致癌）、4类（对人体不可能致癌）。

世界卫生组织下属的癌症研究机构，将与手机使用相关的射频辐射分类为2B类，即对人体可疑致癌。主要依据来自14个国家的31位科学家根据2708名神经胶质瘤（脑瘤的一种）患者和2972名健康人士进行的对照研究。研究认为，神经胶质瘤的发生与手机使用具有相关性，但射频辐射对人体致癌的证据有限，对实验动物的致癌证据也有限。

个人认为，即使手机辐射对人体有损害，似乎也应该首先作用于皮肤，导致皮肤癌，但目前仍然缺乏相关的科研报告。

## 脑瘤的发病原因

脑瘤和身体其他部位的肿瘤一样，发病原因目前尚不完全清楚。但本质上，脑瘤来自基因突变，即正常的基因转变为癌变的基因，使得正常细胞变成肿瘤细胞。因此，只要是可能破坏细胞DNA的因素都有可能致癌。通常有以下四个因素。

### 遗传因素

部分脑肿瘤呈现家族遗传倾向，表现为父母和孩子患有同样的脑肿瘤，甚至家族中有多位亲属患病，这是因为患者携带了家族所传递的肿瘤易感基因。该基因在一定诱因下即可引发脑肿瘤。

### 物理因素

长期在电离辐射的环境中工作或生活，比如接受过放疗的患者或者疏于防护的放射部门工作人员等。

### 化学因素

长期接触一些化学致癌物，如曲霉毒素、亚硝胺、染料等。

### 生物因素

病毒感染也可能引发肿瘤，比如腺病毒、猿猴空泡病毒40（SV40病毒）、EB病毒等等。

2014年，复旦大学附属华山医院团队发表荟萃分析，9篇文献共涉及4749例神经胶质瘤患者与10218例正常人。研究发现，同侧长时间使用手机与神经胶质瘤发病风险呈正相关（长时间使用手机的标准为规律性地使用手机超过10年）。

瑞典Hardell团队发现，**无论是手机还是无绳电话，都会增加脑肿瘤的发病风险。**

INTERPHONE团队（由13个国家组成，主要是欧洲国家，还包括日本、加拿大，但不含美国）的大部分研究结果表明，手机使用和脑肿瘤风险之间并无联系，手机甚至对脑肿瘤起到一定的抑制作用。但该团队2010年发表的文献表明，当手机累计使用时间大于1640小时，即可增加脑肿瘤的发病风险，如果短时间内密集地使用手机达到1640小时，则风险更大。

## 如何正确使用手机

目前，手机致癌缺乏明确的证据，但世界卫生组织对手机可疑致癌的分类应该引起警惕。问题的关键在于是否过度暴露于辐射之中。就像晒太阳有利于身体健康，但过度暴露于强烈的阳光下也可能患上皮肤癌。因此，**探讨"手机是否致癌"并不是建议大家放弃手机，而是提醒大家正确使用手机，不要过度暴露于手机辐射之中。**

虽然手机辐射并不一定会导致脑瘤，但是长时间使用手机确实会对人脑产生影响。因为人脑的运作原理是神经电传导，而在手机贴近耳朵时所产生的外加电磁场可能对人体的脑电活动产生干扰和影响。

你可能会有这样的经历：在长时间打电话后出现头痛、头晕，注意力不集中的现象，甚至睡眠变差。一般来讲，只要减少打电话的时间，避免长时间接触手机，保证睡眠质量，症状就能减轻或者消失。

**尤其要提醒各位家长，一定要限制孩子使用手机的时间。**目前，儿童脑肿瘤的患病率不断上升，脑肿瘤已成为危害儿童健康的第二大疾病（仅次于白血病）。这是因为儿童的耳朵和颅骨比成年人更薄、更小，他们在使用手机时，脑部所吸收的辐射比成年人高50%以上，而且使用手机的时间越长，受到辐射的累积效应就会越大。

下面是使用手机的几个建议：

1. 使用耳机。虽然耳机不能免除辐射，但是可以让手机离大脑更远。离得越远，能量就越小，辐射就越低。长时间打电话，一定要使用耳机。如果没有耳机，最好是左右耳不断交替接听，避免一直单侧接电话。

2. 接通电话以后，不要着急放到耳边。最好等待1—2秒，因为刚刚接通电话的时候辐射最大。

3. 不在快速运动的封闭空间里打电话，比如火车、地铁等，因为这个时候手机会不断尝试连接中断的信号，会增加辐射量。

4. 不在信号不好的地方打电话。道理同上。信号不好的话，手机会不断连接信号，会使手机辐射的功率增大。

5. 睡觉时，最好不要把手机放在枕头边。建议把手机放在距离头部50厘米以外的地方，这样辐射的影响就微乎其微了。

## 鞍区[1]肿瘤：视力下降不一定是眼睛的问题

常言道："头痛医头，脚痛医脚。"这句话是用来讽刺某些庸医没有发现疾病的本质，胡乱治疗。的确，我们身体的各个器官是紧密相连的一个整体，当一个器官的功能出现问题时，不能只考虑本器官的疾病，因为有可能是与之密切联系的器官，或者各器官之间在信号传导过程中出了问题。

---

1　鞍区，又名蝶鞍区，是颅底中部的重要结构，形似马鞍，故名鞍区，主要结构有视交叉、垂体、垂体窝和两侧的海绵窦等，包括前床突、交叉前沟、鞍结节、垂体窝、鞍背和后床突。鞍区由于结构复杂，好发多种疾病，常见垂体腺瘤、垂体增生、脑膜瘤、囊性病变、炎性病变、血栓类疾病、自身免疫疾病等。

## "情人眼里出西施"的原因

举个例子。如果你感觉视线模糊，不一定是眼睛的问题。

视觉是一个整体，看到东西是眼睛和大脑共同协作完成的一个生理过程。我们能看见东西，并不是因为光线射进了大脑里，而是因为光线射进了眼睛里。眼睛就像一个高速摄像机，作用是把光线所携带的信息解离成生物电信号和化学信号，将这些信号通过视觉传导神经传输到大脑中，大脑皮质再将这些电信号还原成客观的世界，我们因此看见东西。

也就是说，如果眼睛出现问题，或者在信号传导的过程中出现问题，又或者大脑本身出现问题，都有可能引起视觉障碍。这其实就是吸食毒品可以产生幻觉的原理，也是"情人眼里出西施"的原理。这两者都是通过改变大脑中的某些化学物质，使大脑在解析眼睛所传递过来的视觉电信号时出现错误，从而呈现出一个不真实的，或者更加美好的世界。

当然，正常的大脑是聪明的，并不是你想骗就骗的，就好像"情人眼里出西施"，西施最终会消失。当你过了爱情的保鲜期，大脑所分泌的那些化学物质消散的时候，大脑就会让你看清这个人的真面目。但如果大脑真的生病了，那这个视觉偏差就很难消失了。

## 一个青年画家的烦恼

我有一个画家朋友，我总觉得他的画有点问题，太灰暗了。

他画江南烟雨，画得灰暗，我能理解，因为天气就是阴沉的。但他画东方明珠画得也很暗，我就搞不懂了。他对自己的画作非常得意，问我："你看这幅画是不是有很多的亮点？"我对他说："我只想把你的画的亮度调高一点。"

他对我的建议不以为然，认为我不懂艺术，他画的就是他体验到的世界。我劝他去检查一下，他不听。后来他的视力慢慢下降，他觉得自己得了近视眼，就去配眼镜，结果眼镜戴上之后没有效果，不能纠正他的视力下降。

这个时候他才来找我。磁共振显示，一个脑瘤刚好卡在他的视神经上。他吓坏了，问我："我要不要开颅？要不要剃光头？还能保留我艺术家的气质吗？我好不容易留的长头发。"我对他说："你这个病不用剃头发，现在的技术可以从鼻子里开刀，做微创就能把肿瘤摘除干净。"

手术中，我把神经内窥镜伸到他的鼻腔里面，去看他的大脑底部的结构，发现一个肿瘤压住了视神经。视神经本来就像两根龙须面面条一样，结果肿瘤把他的视神经压成了两张薄片。视力怎么可能不下降？手术刀从鼻子里进去，在神经内窥镜的引导下，把肿瘤一块一块地叼了出来。

开完刀以后，他的视力恢复了。他说："我终于看到了蓝天白云。没开刀之前，我看东西就像戴了一个墨镜一样，总是有点灰。现在，我终于看到红的花绿的草了，这种色彩的感觉对于我们艺术家来说特别重要。"

为了感谢我，他特意创作了一幅画要送给我。他知道我喜欢杭州的西湖，就画了一幅《西湖春日图》，草长莺飞，花红柳绿，姹紫嫣红，色彩感非常好。

我看了这幅画很高兴，说："就凭这色彩感，你这次手术后三个月的磁共振复查就不用做了，按照临床的惯例，手术后一年你再来找我复查。"他听了以后说："我知道了兄弟，明年我再送你一幅画。"

糟糕，把他的脑子开得太灵活了，要吃点药调整一下。

## 视力下降，如何区分是眼睛还是大脑的问题？

看到这里，你可能会问：是不是我眼睛看不清，就要考虑脑子出了问题呢？别担心，脑病的发病率，比眼病的发病率要低得多。如果是大脑问题引起的视力障碍，通常有两个特点。

第一，戴眼镜解决不了问题。一般来讲，眼睛的问题，通过验光、戴眼镜都能解决。但如果视力下降了，通过配眼镜并不能解决，或者去眼科检查并没有发现眼睛有疾病，就要考虑大脑的问题。

第二，大脑如果产生疾病，除了视力下降之外，还可能有一些特异性症状，比如头痛、头晕、恶心、呕吐等等。如果有这些问题，又并发了视力下降，一定要及时去正规医院检查。

## 胶质瘤：得了恶性脑瘤，应该怎么办？

电影《送你一朵小红花》上映以后，很多人觉得恶性脑胶质瘤[1]就是绝症，生了这种病就等于被判了死刑。

那么，真实情况是这样的吗？恶性脑瘤到底能不能被治好？患者到底在过着怎样的生活？如果身边的人得了这个病，我们应该怎么办？我讲两个临床诊治中真实的故事。

有一位胶质瘤女患者，手术后一个月来门诊找我，准备化疗，并向我咨询怎样用医保卡开化疗药。

这时候，旁边的一位男患者探出头来，说："黄医生，这个我知道，我买这种药已经半年多了。"他也是在我们团队做过手术

---

1  胶质瘤就是老百姓所说的最常见的脑癌之一。当然，脑癌也包括其他类型的恶性脑肿瘤，比如髓母细胞瘤、视网膜母细胞瘤、恶性脑膜瘤、恶性生殖细胞肿瘤等等。脑胶质瘤并非全是恶性肿瘤。根据世界卫生组织的分级，I级的脑胶质瘤是良性肿瘤，如果切除彻底，没有复发，疾病就算彻底治愈，患者可以获得长期的生存。II级、III级和IV级胶质瘤属于恶性肿瘤，级别越高，恶性程度也越高，一般来说生存率也越低。特别是IV级胶质瘤（又名胶质母细胞瘤），治疗效果较差，五年生存率只有4.7%，被认为是最恶性的胶质瘤。

的患者，聊起来才发现，这两位患者居然是同乡。于是顺理成章，我让他带着女患者一起用医保卡买药。

一年以后他俩都来我的门诊复查，两个人竟然手牵手走了进来。我惊讶地问："哎哟，你们俩是什么关系啊？"这位男患者冲我眨眨眼说："我们俩什么关系已经很清楚啦！"我说："我记得我是请你带她开药的，你怎么带成女朋友了？你带得可真到位啊！"

真没想到，世间还有这样的缘分。看到两位患者复查结果都很好，还组建了美好的家庭，作为医生，我感到很高兴。

这又让我想到另外一位胶质瘤患者。

大概十几年前，这位患者开过刀以后，病理报告出来了：胶质母细胞瘤Ⅳ级，是脑癌中恶性程度最高的一种。他问我病理结果，我告诉他之后，他长叹了一口气问："黄医生，我到底还能活多久？"我说："大概14个月吧。"

他当场就崩溃了，说："我不服气呀！我的人生还有很多梦想没有实现！我还有很多想做的事！"我说："你希望出现奇迹，没问题。前提是你要接受正规的治疗，接受全套科学的放化疗方案。努力了不一定有机会，但不努力一定没有机会！"他说："黄医生，我全听你的！"

令我感到惊奇的是，这位患者一边放疗，还一边做点小生意。刚开始他有点怕，来问我："我放疗时能不能工作，会不会过度用脑？"我说："只要是你想做的事情，又觉得不太累，你就大胆地放手去做吧！"

他就这样一边打理自己的公司，一边完成了全套的放疗和化疗，一共用了两年的时间。肿瘤没有复发，也没有转移，但我还是不太放心，因为他得的是最恶性的肿瘤。所以我要求他每隔半年一定要再做一次化疗巩固，并且每半年要复查磁共振，片子要拿给我看。

他很信任我，按照我的嘱咐每半年来找我一次，让我看看片子，给他开化疗药。这个习惯一直坚持到现在。十几年过去，他都没有复发，而且生意越做越大。每次我见到他都要问："你的梦想实现了吗？你想做的事都做了吗？"他总是说："哎呀，我的梦想还远远没有实现！我的公司发展得越来越好，我想做的事也越来越多了。"

上面两个案例中所讲的三位患者，得的都是恶性脑肿瘤，他们通过自我心态的调节和科学规范的治疗，取得了良好的治疗效果，恢复了正常工作和生活。那么，脑瘤患者应该如何面对疾病？我有几个建议。

第一，热爱生活，心态阳光。

每个医生在临床工作中，都会遇到不少身患重病但是心态良好、生活积极的患者，尽管他们被诊断出患有致命性疾病，但是依旧热爱生活，每天都生活在美好的情绪中。他们的治疗效果比一般患者要好得多。

"热爱生活的正能量"会产生很多奇迹。日本大提琴家夏恩被诊断出患有癌症以后，情绪十分低落，导致病情持续恶化。或许是因为音乐家对情绪的体验更敏感，夏恩从音乐中得到启发，他不再急于消灭癌细胞，而是积极面对，把癌症与病痛当作一种特殊的生活经历。经过一段时间的调整，夏恩的癌细胞居然自行消失了！

的确，病魔可以危害我们的健康，却斩断不了我们对生活的热爱和追求。人活的就是精气神！脑肿瘤患者在康复过程中，一定要做自己喜欢做的事，比如阅读、练气功、打游戏、听音乐、参加小区志愿者活动，这些都是放松身心的好办法。在力所能及的情况下，适当工作，让自己忙起来，或者外出旅游，都会收到意想不到的效果。

第二，了解学习，正确认识。

脑肿瘤患者要积极学习一些脑肿瘤的基础知识，了解目前医学界对脑瘤防治的观点，研究其动态及发展趋势。

近十年来，人类为治疗脑肿瘤做出了巨大努力，取得了明显的效果，恶性脑肿瘤不再是绝症。目前，国内Ⅱ级胶质瘤的五年生存率已经超过80%，Ⅲ级胶质瘤通过放化疗和电场治疗等综合治疗手段，五年生存率也有机会达到60%左右，已经达到国际先进水平。

许多脑肿瘤造成的后果并不比心肌梗死、中风、高血压更为严重，但脑肿瘤给人们带来的心理压力，却往往远超过这些疾病。冠心病、高血压、肺气肿这些慢性病同样不可治愈。相比之下，治愈后的脑瘤患者的生活能力比严重的糖尿病、心脏病患者要强很多。很多脑肿瘤患者都可以正常地工作、愉快地生活。

第三，勇于面对，坚强自信。

人的一生，谁也免不了患病。无论大病小病，我们都应该客观坦然地面对。尤其面对恶性肿瘤，就如同面对凶恶的敌人，要有勇于斗争、取得胜利的决心，树立强大的精神信念。如果患者丧失了斗志，精神也被打垮，即使有治愈疾病的办法，最终也会无力回天。

在科学技术迅速发展的今天，随时都有可能取得抗肿瘤药物的新突破。肿瘤患者生命延续的每一天，都有可能获得新的机遇和希望，所以精神和信念永远不能垮掉。

## 听神经瘤："肾虚"竟是脑瘤作妖？

我的门诊来了一位女患者，是个年轻的姑娘。我问她哪里不舒服，她说："医生，我肾虚。"

我对她说："姑娘，我是脑外科医生，是做手术的。肾虚不应该来看我的门诊，您应该看中医。不过据我所知，小姑娘一般不肾虚，大爷比较容易肾虚。"

她连忙摆手道："黄医生，不是的，我主要是耳鸣，当作肾虚治疗没改善。听说您在耳鼻喉这方面擅长，我才来找您的。"

接下来，我对小姑娘进行了详细的检查，发现她不仅有耳鸣的症状，还有听力下降的症状，一侧面部还有轻度的歪斜。我建议她去做头部磁共振，进一步检查。果然，磁共振结果出来，发现她颅内有一个巨大的脑瘤——听神经瘤。

耳鸣、听力下降、头晕、头痛，当患者遇到这些症状时，可能想到的是去中医科、五官科、神经内科就诊，但是这些症状背后可能潜藏着另一个罪魁祸首——脑肿瘤（听神经瘤）。

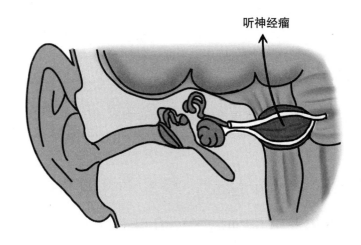

**听神经瘤**

听神经瘤是大脑的听神经上长出的肿瘤。它为何会引起耳鸣、听力下降、面瘫、头晕、头痛、走路不稳这些症状呢？

实际上，听神经并不是一根神经，而是由三根神经组成的混合神经，分别是前庭上神经、前庭下神经和耳蜗神经。

听神经瘤是起源于听神经的肿瘤，肿瘤在诞生之初就开始刺激主管听力的耳蜗神经，使人出现刺激症状，即耳鸣。

当肿瘤逐渐长大，开始压迫耳蜗神经，人的听力就会慢慢下降。

前庭神经主管身体的平衡，肿瘤压迫前庭神经，就会出现前庭神经功能障碍，患者感到头晕目眩，身体失去平衡。

听神经和面神经是邻居，肿瘤压迫面神经，还会引起面瘫症状。

肿瘤如果进一步长大，就会开始压迫掌管身体平衡的小脑、脑干，患者会出现走路不稳的症状。当肿瘤充满颅腔，导致颅内压力增高，还会引起患者头痛、呕吐。

听神经瘤起病隐匿，早期症状容易被忽视，到发现时，往往已经成为大型肿瘤，耽误治疗。如果你有耳鸣并伴有一侧的听力下降，在五官科治疗一直没有好转或者查不出明确的原因，就需要考虑听神经瘤。

如果在上述症状的基础上又出现了头昏、眩晕（感到天旋地转）、面部麻木或者面部歪斜、走路不稳等，需要及早去医院检查，排除听神经瘤。医院检查主要包括以下两个方面。

- **听力检查**：包括纯音听力检查和语言辨别率测定等，对判断患者听力障碍的严重程度及性质具有较大参考价值。

- **影像学检查**：头部核磁共振检查是发现听神经瘤最理想的方法，可清晰显示肿瘤的大小、位置以及与周边血管神经的关系。头部CT检查可以评估肿瘤对颅骨的破坏程度，有利于外科医生选择手术策略。

听神经瘤是良性肿瘤，治疗原则首选手术治疗，尽可能安全、彻底地切除肿瘤，避免周围组织的损伤。多数学者认为，肿瘤全切除后，患者可获得根治。

目前，显微镜结合神经内窥镜下切除听神经瘤的微侵袭神经外科手术是切除听神经瘤最先进的治疗方法。显微镜和内镜为手术提供了宽阔和清晰的视野，不仅能够将肿瘤斩草除根，还尽可能地保护了颅神经的功能，能提高患者术后的生活质量。

随着伽马刀、射波刀等立体定向放射外科技术的临床应用和普及，部分小型听神经瘤（直径小于2.5厘米）和大型听神经瘤术后残留者还可以使用伽马刀或射波刀治疗，在肿瘤控制和神经功能保留等方面获得理想疗效。

因此，患者在年龄较大、有系统性严重疾患或肿瘤巨大、与脑干粘连紧密等情况下，不应强求做肿瘤的全切除，可退而求其次，做肿瘤次全切除或囊内切除，残余的肿瘤用伽马刀照射治疗。

随着显微解剖和显微外科手术技术及方法的不断发展，还有术中神经监护技术的应用，听神经瘤的手术全切除率和面、听神经的保留率均显著提高。因此，在选择手术切除还是伽马刀治疗等问题上，可以请医疗团队结合患者实际情况综合考虑，制订个体化的治疗方案。

## 脑出血、脑梗，年轻人竟然也无法避免？

我在医学院读书的时候，一个朋友来找我，问我会不会抽血，我说会。他就要求我帮他抽血，并且说可能要抽好几次。我很好奇他为什么要这样做。他竟然说："我要写血书。"

一问原因，原来是女朋友和他闹分手，他要写血书表真心。但是划破手指写又怕痛，所以想先把血抽出来，用毛笔书写。他腹稿都打好了，篇幅有点长，担心自己一次性写完会失血过多，所以想隔几天抽一次血，把血攒起来一起写。

我惊叹于他的思路清奇，但是我说，我没法帮他，因为抽出来的血会凝固，正常人的血在体外十几秒就会结块，没有办法像红墨水一样等着他慢慢书写，更别提分次抽血、把血攒起来一起写了。所以，写血书最好的办法就是一边流血一边写，趁着血还没凝住就赶紧写了。

这里提到的凝血功能，也是导致脑梗或者脑出血的根本原因。

## 凝血功能与脑血管病

正常人的凝血功能，既可以保证血液流出体外后会在短时间内自动凝住，以免失血过多，又可以保证血液在血管里缓慢流动时不至于凝成血栓。那么，凝血功能不正常是什么状态呢？

第一种，凝血功能太弱，表现为血液流出体外后很难凝住，无法自动止血，就像血友病患者，稍微抓破一个伤口，就流血不止，甚至休克。如果一个细小的出血点出现在脑子里，可能就会流血不止，造成脑出血。

第二种，凝血功能过强，血液即使在血管里以正常速度流动，也会自动凝住，造成血栓，如果这个时候由于动脉粥样硬化等原因血管狭窄、血液流速缓慢，就更容易形成血栓。血栓发生在脑血管中，就是脑梗。

无论是凝血功能太弱还是过强，都叫凝血功能异常，都会造成脑血管病。

以往脑出血、脑梗出现在老年人身上比较多，但是就目前情形来看，这些毛病已经越来越年轻化了。

我曾经接诊过一位25岁的男性患者，喜欢长跑。有一年冬天，晨跑几公里之后，他满头大汗地直接冲冷水澡"锻炼身体"。殊不知人体在出汗的时候，血管是舒张的，血压低，冷水刺激之后，血管剧烈收缩，血压会像过山车一样猛地上升。这名患者大脑脆弱的血管无法承受过山车式的血压，造成脑出血，直接昏倒在浴室里。幸好抢救及时，通过手术把巨大的脑内血肿清除掉了。命是捡回来了，但是落下了终身偏瘫。

为什么现在脑血管病会呈现年轻化趋势呢？

其实大脑是受害者。**脑血管病的背后原因是"三高"：高血压、高血糖、高血脂**。这些都是影响脑健康的高危因素，都会使得脑出血、脑梗等发病概率大大增加。

你有没有常常忘记交水电煤气费？刚放下的东西是否一转身就找不到？话到嘴边就是想不起来？你以为自己老了，其实可能是大脑里面的微小血管堵住了——腔隙性脑梗，说明你的大脑需要休息了。我接诊过非常多这样的患者，大多数都是25—40岁的中青年，共同特征是工作、生活压力大，作息昼夜颠倒。

随着生活水平的不断提高，年轻人饮食结构不合理、体育活动减少、生活不规律、工作节奏加快、焦虑紧张、抽烟酗酒等，都会导致体内代谢紊乱，使得高血压、高血脂、高血糖等高危因素越来越年轻化。

## 预防脑血管病的五个建议

第一，定期体检。现在血压计已经很普遍，网上100元左右就可以买一个，常备家中，头晕时量个血压，看看有没有高血压。每年最好体检一次，查一下血脂、血糖有没有超标，如有，及时找医生帮助调理，可以从根本上杜绝脑血管病。

第二，避免过度用脑，及时排解压力。"996"的工作模式下，压力真的很大，需要学会自己调节，让大脑通过"转化任务"的方式得到休息。同时要保持情绪稳定，减少焦虑，当压力过大时，可以听歌、看书，也可以向朋友或者家人倾诉，及时排解，保持乐观的心态。

第三，保持良好的饮食习惯。不暴饮暴食，不吸烟，不过量饮酒。多吃新鲜的肉、菜、蛋、奶，少吃高脂、高油、高糖的食物。偶尔吃点烤串没关系，长期吃要坚决杜绝。

第四，改变不良的生活习惯。规律作息，不要熬夜，更不要昼夜颠倒。每天保持7.5小时左右的睡眠，不要因为双休日而打破作息规律。

第五，进行适量的有氧运动，比如游泳、跑步等。有氧运动有调节血脂、血糖、血压的作用，而且运动能调节和改善大脑的兴奋与抑制过程，使大脑功能得以充分发挥，延缓大脑老化。

# 脑外伤: 什么? 头骨也能 3D 打印?

3D 打印技术在我们的生活中已经屡见不鲜, 打印模型、打印房子、打印汽车……似乎万物皆可打印。作为一名脑外科医生, 我要告诉你, 其实人的头骨也能3D打印。这项技术不仅已经成熟, 而且已经广泛应用到目前的临床治疗中, 拯救了许多鲜活的生命。

许多脑部外伤或者脑部出血的患者, 在第一次抢救手术中颅内压力太高, 因此医生不得不将一部分颅骨切除, 以挽救他们的生命。患者的命是救下来了, 但从此脑袋里就少了一块骨头。颅骨缺损不仅使大脑失去保护, 非常容易受伤, 而且头部或者面部发生"毁容式"的凹陷, 也会让患者对生活失去信心。

据报道, 每年中国大概有300万人需要进行颅骨缺损的修补。传统的手术方法是医生通过手法塑型, 将生物材料固定在缺损处。但手法塑型的缺点是不够精确, 无法完全还原患者原先的头骨形状(不够好看)。

3D打印技术则可以通过计算机采集患者手术前高精度CT扫描的数据, 并进行三维颅骨重建(完全还原受伤前的头骨形状), 确定患者颅骨缺损的形状和大小。接着通过3D打印技术复原损毁部分, 一次成型, 制作修补片。这样的人工颅骨可以做到手术中嵌入后严丝合缝,完美还原患者手术前的形象。

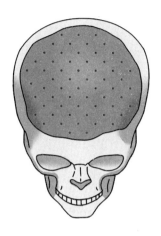

用于修补的颅骨片（深色部分）

我有一位患者是在寺庙里修行的小和尚，因为爱玩手机游戏，被人骗到上海的餐馆里打工。这个餐馆老板特别暴力，因为小和尚做得不够好，竟然把他打到脑出血。

第一次手术时，为了救命，医生将小和尚的一部分头骨切除了。小和尚救活了，也能正常生活和工作，但就是头部缺了一大块，凹陷进去。好在后来小和尚的师父找到了他。

师父有办法，通过社会募捐的形式筹集到医疗费，希望再做一次手术，把小和尚失去的头骨完全修补好。

手术前，我们对小和尚进行了精确的颅骨薄层CT扫描，获取了他头骨的三维数据，并载入计算机。计算机对小和尚的头部进行了三维重建，模拟出缺损部分的形状和大小。然后我们使用3D打印技术将缺损的头骨1∶1精确地打印出来。手术中，我们将整块打印的头骨完全镶嵌在缺损的凹槽里，完美还原了小和尚受伤前的头。手术很顺利，小和尚也恢复得很好，很快就出院了。

有一天上午，我刚完成一个通宵手术，在手术室里睡觉。忽然接到病房的电话："有一群和尚找你。"我迷迷糊糊来到病房，还穿着手术室的衣服，完全没有反应过来是怎么回事。

只见一个老和尚披着袈裟向我走了过来，后面还跟着四五个大和尚。这架势就像在演武侠片一样。

老和尚上前作了一个揖："阿弥陀佛，黄医生刀法入神。"

我一时有点蒙，这才发现了小和尚，想到应该是小和尚的事情。

我迅速脑补了少年时期看的为数不多的武侠片，搜寻了只言片语，回答道："哪里哪里，大师父佛法无边。"


现在想想，颅骨修补手术成功的关键在于有3D打印这样的设备，有条件让我们实现完美塑形的颅骨手术。而手术中的常规操作——把头皮翻开，把颅骨固定好，再把头皮缝合好，这对于一个比较成熟的外科医生来说，难度并不高，所以我实在当不起"刀法入神"这四个字。

是我治好了患者吗？是，也不是。我只是在前人的基础上，使用科技成果，加上自己的专业知识和实践经验治好了患者。如果把我送回到古代，没有抗生素、没有无菌术、没有手术器械，我的医术再高明，也没有用武之地。

我们能够发挥所长，都是因为站在了巨人的肩膀上。

Chapter *7*

# 开脑洞：
# 手术台上的脑外科医生

# 如何做一台开颅手术？

亲手触摸人类的认知器官，是脑外科医生的特权。不过，触摸大脑并不是一件容易的事情。

大脑作为人类的智慧器官，身体的最高统帅，享受的待遇也是最高级别的。它被深深地隐藏在坚硬的颅骨之下，享受着最严密、最安全的保护。如果大脑生病了，需要做脑部的手术，就一定要打开这一层坚实的颅骨，才能暴露并接触到脑组织，这个过程就叫作开颅手术。

开颅手术并非现代文明的产物。据报道，印加文明时期就已经开始了难度极大的开颅手术。无独有偶，在中国山东大汶口文化遗址中，发现了一个具有5000年历史的男性尸体，男人的颅骨右侧靠后部有一个圆形孔洞。考古学界、医学界的专家经过研究得出结论：这个头骨曾经做过开颅手术，而且手术之后至少存活了数年。这是迄今为止中国发现的最早的开颅手术实例。

在国人心中，中国古代最著名的脑外科医生应该是三国时期的华佗。《三国演义》中，曹操得了头痛病，头痛几十年，逐渐无法忍受，遂请华佗诊治。从现代医疗看，曹操可能是得了脑膜瘤——一种逐渐增大的良性脑瘤，需要手术治疗。华佗当时做出的诊断也是曹操颅内有脑瘤，必须经过开颅手术才能把脑瘤取出。可惜曹先生生性多疑，脾气又坏，还没开刀就把医生弄死了，最后自己也一命呜呼！

不过，从一个现代脑外科医生的角度去设身处地为曹操着想，当时他的怀疑也不无道理。因为古代不具备像现在一样高明的麻醉手段，也没有能够对抗细菌和病毒的无菌术和抗生素疗法。贸然去打开患者的头颅，患者要么会因为手术剧烈疼痛而死，要么会因为手术后严重的感染而死，可以说，手术的死亡率是非常高的。

那现代社会是如何解决这些问题的呢？这就涉及所有脑外科手术都需要的术前准备——麻醉和无菌术。

## 开颅前准备

在开颅手术的过程中，必须切开患者的头皮，切割患者的头骨，如果不经过任何麻醉处理，患者必然会活生生地疼痛而死。

现代的麻醉术已经非常高明。全身麻醉的情况下，患者在主观上感受不到任何疼痛，甚至在手术以后也会忘记手术过程中所有的痛苦。必要时，麻醉医生还能够让正在做脑部手术的患者苏醒过来，和医生对话、做手势，甚至朗诵唐诗宋词，以此来评估他的大脑语言功能区和运动功能区。

大脑是整个身体中被保护得最严密的部位，不允许任何细菌和病毒侵犯，所以手术前一定要做到严密的消毒，所有参与手术的人员

（医生和护士）都必须穿无菌衣，戴无菌手套，严格执行无菌操作。在开颅手术的过程中，也不能让任何细菌有侵入的机会。

## 开颅过程

### 1. 设计切口

是的，你没看错，开颅的第一步不是拿刀，而是设计好手术的头皮切口和整个手术路径。

人和其他动物最大的区别，就是人在做任何事情的时候都是有目的、有计划的，这样才能保证最高效、最安全地达到目的。在精深的脑外科手术中尤其如此。

人命关天，大脑的功能又非常复杂，所以任何治疗的第一目的都是保护患者，保护脑组织。任何的手术设计都要在对大脑组织伤害最小的前提下，暴露脑病灶并且切除它。

### 2. 切开头皮

在设计好手术路径和头皮切口以后，外科医生会在头皮上用记号笔画好头皮的切口，然后使用柳叶刀切开头皮。头皮是进入大脑的第一道门户，在切开头皮和皮下的肌肉之后，就看到了颅骨。

### 3. 打开颅骨

终于到颅骨了。很多朋友问我，人的头盖骨这么致密，我是怎么打开头盖骨的。当然是用专门的器械，并且要分步进行。

第一步是在人的头骨上打洞，打洞的器械叫作金刚钻（它能以气体为动力，也能以电为动力）。首先在人的颅骨上打好几个洞，然后用铣刀（一种类似锯子的高速旋转器械）把所有的洞连在一起，打开整个骨瓣。

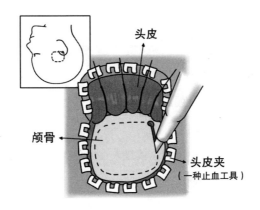

开颅骨

实际上，传统的大骨瓣开颅手术，现在做得已经越来越少了。我的工作大多数是做微创手术。

比如，我可以在患者的眉毛上做一个切口，由此打开一个一块钱硬币大小的骨窗，从这里进入大脑。开完刀，将伤口缝起来，之后眉毛长出来，就像没开过刀一样。或者在患者的耳朵后面做一个5厘米长的切口，从这里进入大脑，头发长出来以后，也看不出开过刀。甚至直接从鼻孔里进去，打通鼻子与大脑的通道，然后使用一根神经内窥镜进入大脑，这样完全看不到伤口。这种手术方式特别巧妙，是现代脑外科微创手术的代表，据说灵感来源于古埃及木乃伊的制作。

制作木乃伊时，要把人的内脏掏出来，再放上防腐材料。人肚子里的内脏很容易掏出来，然后缝起来，穿上衣服就看不到伤口。但大脑也是会腐烂的，怎么把大脑拿出来，同时不破坏木乃伊的脸和头骨？埃及人很聪明，他们发现鼻子有进入颅腔的通道，可以从鼻子里把大脑吸出来，然后再从鼻子里灌入防腐的药品去做木乃伊。

在这个灵感的启发下，脑外科前辈创立了经鼻显微镜手术入路和经鼻神经内窥镜手术入路，现在做得更多的是神经内窥镜。手术中医生需要打通鼻腔和颅腔的通道（通道大小就和一个小拇指一样，基本上跟鼻孔差不多），然后把神经内窥镜往里伸。

神经内窥镜是一根筷子一样的东西，是硬的，在这根"筷子"的前端有一个可以360度旋转的高清摄像头，它可以把颅底的情况——脑子底部的解剖结构拍得非常清晰，并投射到计算机屏幕上。医生是看着屏幕开刀的，有点像打游戏（为了大家理解才这样举例，这不同于打游戏，因为手术人命关天，我们会非常谨慎）。

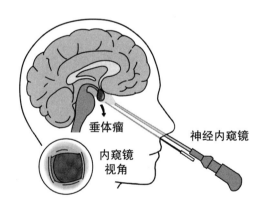

**经鼻神经内窥镜手术入路**

### 4. 剪开硬脑膜

打开颅骨以后，我们就能看到大脑吗？不能。因为大脑藏在颅骨下面，还穿着一身衣服，这身衣服的名字就叫硬脑膜，它的作用是保护我们精密的大脑。要看到大脑的庐山真面目，最后一步就是剪开硬脑膜。

### 5. 看到大脑

剪开硬脑膜，脱下大脑的最后一层衣服，终于看到了大脑。大脑到底是什么样子的呢？大脑是一种淡黄色的凝胶样的物质，胖胖的，还挺可爱的。

我被问得最多的问题是：大脑是不是像豆腐一样？这个问题应该怎么回答？豆腐也是分类的！有老的、有质地中等的、有嫩的，还有日本豆腐。如果真的要把大脑类比成豆腐，大多数人的大脑的质地就像是超市里所卖的、散装的、用来烧汤的、质地中等的豆腐。这样的质地有什么好处呢？它具有一定的韧性，在生活中经得起震荡冲击；同时也比较柔软，可以产生形变，不受伤害；在手术中，也易于牵拉，不容易出血。

但是有的人的大脑长得像嫩豆腐。嫩豆腐的大脑有什么特点？一拉就出血，一碰就碎。这样的大脑在术中止血非常困难，要用特殊的止血材料才能把它压住。有的患者，就算手术台上把血压住了，回到病房可能还会出血。这个时候只能进行二次手术止血。这样的大脑一般见于严重的脑外伤或者脑出血引起的脑水肿患者。

一般一台脑外科手术，从开颅到缝好头皮的最后一针，需要耗时3—4小时。如果遇到复杂的病例，时间会更长。我经手的最长的手术是在手术台上不吃不喝连续作战15小时，当然也是仅有的一次。手术完成后，患者恢复7—8天伤口就可以愈合拆线，如果一切顺利，术后9天患者就可以出院了。

## 我一边开刀，你一边背诗

手术台上，脑外科医生在做开颅手术，患者在背唐诗、唱音乐剧、拉小提琴。这是科幻小说或者影视剧中的场景吗？不是的，这正是发生在脑外科手术室里真实的情景。让麻醉的患者在手术中醒过来，与脑外科医生交流，这样的手术叫作脑外科唤醒手术。

看到这里你可能会问：做手术的时候让患者醒过来，他的脑子不会痛吗？

答案：大脑是不会痛的。

人类感到疼痛的原因是体内痛觉感受器的报警，而大脑里并没有痛觉感受器。从进化和实用的角度来看，疼痛是一种机体受到侵犯的报警行为。大脑作为身体里最高级的智慧器官，深深藏在坚硬的颅骨里面，得到了最安全的保护。如果大脑受到侵犯，那就相当于总司令部已经被拿下，确实不再需要报警信号了。

那头痛又是为什么？头上的痛觉感受器分布在头皮、骨膜和大脑硬膜上。这些保护大脑的组织对疼痛非常敏感。所以头痛是大脑外围组织的疼痛。真的到脑组织里，是不会痛的。在经典惊悚电影《汉尼拔》中，汉尼拔老先生一边给受害者的脑子"做手术"，一边和他聊人生、聊理想、聊世界发展和道德沦丧，确实是有脑科学的理论依据的。

那为什么要做唤醒手术呢？让患者安安静静地睡着做整场手术不好吗？让他醒过来，不是折腾人吗？

最重要的原因是保护患者大脑的语言功能区。

第一章中我们提到，语言是人类特有的高级神经功能。大脑里有专门负责语言的表达和理解的脑回，叫语言功能区。如果把这部分脑回切除或者损伤了，患者的语言表达和理解就可能受到严重的影响。

但是说不同语言的人，脑中的语言功能区位置还不大一样，因此在手术中精确定位语言功能区就变得非常困难。唯一的办法就是让患者在手术中醒过来，和他对话、进行测试，把负责语言的脑回一条一条地试出来。

手术中，当我们面对大脑，会发现每一条脑回其实都很相似，都是白白胖胖的并带着血管。它们并不会开口告诉你，谁是负责语言或者运动的脑回。脑回上也不会有像路牌一样的标识。这时医生就要一边和患者说话，一边使用电子刺激探针试探每条脑回。

探针有阻断神经电信号的作用。如果在探针接触到某一脑回时，患者讲话突然出现中断，说明此处就是语言功能区。如果能搞清楚每一个语言功能的脑回并做好标记，我们就可以在手术中对它们实施严格的保护。

我有一位患者，是中学语文老师。他本来说话很正常，但突然出现头痛和说话结巴，于是赶紧去医院就诊，发现脑瘤就长在语言功能区附近，开刀可能会影响语言功能。作为一名老师，如果手术后不会说话，意味着职业生涯也就结束了。这可怎么办？

因为他是语文老师，所以我跟他说，我一边开刀，你一边背唐诗。手术中，我一边用探针刺激他的大脑，他一边背诗："白日依山尽，黄河入海流。欲穷千里目，更上……嘟嘟嘟。"

为什么"嘟嘟嘟"呢？因为这个时候他不会讲话了。说明现在刺激的脑回就是他的语言功能区。然后我继续用探针，他继续背诗。一条脑回一条脑回地这样试，把所有的语言功能区的脑回试出来，做好标记。然后我们从非语言功能区进去，把肿瘤切掉。

开完刀以后，这位患者果然不大会说话了，但是能发音节、能讲自己的名字。但到了术后一个月的时候，日常沟通基本没问题了。到术后三个月的时候，可以回去上班当老师了。又过了一年多，他给我打了个电话，说他发现了一个问题。

"什么问题？"

他说："我现在好像对所有的语言都特别敏感，无论什么语言，只要我接触一次就能很快学会。请问这是为什么？"我也感到不可思议。

第二年的暑假，他到西班牙去旅游，一个月就熟练掌握了西班牙语，还找了一个西班牙女朋友！

医生最开心的，是患者经过自己的治疗以后好起来，这种成就感是无法用言语形容的。我想从事任何职业都会有成就感，但医生的可能更强烈一些，因为我们的服务对象是万物之灵长，我们的工作职责是救死扶伤。

## 开刀和开车一样，也需要导航

很多人问我：脑外科手术怎么做？其实，做脑部手术和在战场上打仗一样，要时刻明确三个问题：我军在哪里？敌军在哪里？友军在哪里？

我军在哪里？指外科医生的手术刀要开到脑部具体哪一个位置。

这点非常重要。如果不能明确自己的具体位置，必然在千沟万壑的脑回中迷路。就像打网约车时，司机经常会问：你的定位在哪里？没有明确你俩的定位，你们必定互相找不到，更不必谈下一步的行动。

敌军在哪里？敌军就是脑部肿瘤、脑部出血或者其他需要手术切除的脑部病灶。只有明确了敌军的方位和具体动向，才能对敌军展开精准的打击。

友军在哪里？友军就是脑部病灶周围正常的脑组织。手术的目的是切除病变的组织，同时保护好正常的脑组织。不能脑肿瘤没切干净，反而把正常的脑子给切了，那就是严重的医疗事故了。

脑外科治疗的目的不仅是恢复患者的正常生理功能，更重要的是恢复其社会功能，让他能回到正常的社会生活之中。大脑就是主管人类社会功能的器官。

比如，手术中如果误伤了脑部语言功能区，患者术后手脚活动都好，还会哭会笑会吃东西，但就是听不懂别人说话，也不会用语言表达，那这个治疗就是失败的。

什么样的高科技能够让脑外科医生时刻明确这三个问题呢？

就像开车需要导航一样，脑外科医生开刀也是有导航的。导航可以让我们时刻明确我军、敌军和友军的位置。

好比开车到目的地的时候导航会提示"目的地已经到达"，我们在手术中切肿瘤切到正常脑组织边界的时候，导航也会报警。这时我们就会改从另外一个方向去切除肿瘤，一直到导航确认到达正常边界为止。这样可以尽可能多地切除肿瘤，并且最大限度地保护脑组织。

导航还能帮助我们设计行动路线。就像出发前我们总是点开导航软件，输入起点和终点，选择一条最不堵车、最短的路径，外科医生也能通过导航系统在手术前就设计好挺进脑部病灶的最近路线。不同的是，开车导航时，系统帮助设计路线，我们只要选择就行；而手术导航时，外科医生要根据自己的解剖知识，结合计算机的影像系统，自己设计路线。

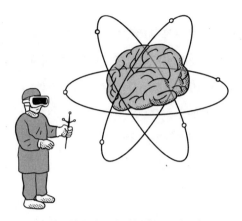

**导航系统帮助医生进行神经外科手术**

　　我有一位患者，是个年轻女孩，来自牧区，非常喜欢吃羊肉串。她有次上体育课的时候突发癫痫，全身抽筋，口吐白沫，两眼上翻。这种症状就是人们俗称的羊痫风。

　　她去医院做磁共振检查，发现脑子里有一个寄生虫。这个虫子怎么来的？估计吃的羊肉是生的，没有烤熟，寄生虫从肚子钻到脑子里，慢慢长大和活动，刺激了患者的大脑，引发癫痫。

　　治疗的方法是做手术把虫子取出来，可是，寄生虫刚好位于女孩大脑的运动功能区。因为虫子位于大脑中央前回的底部，如果手术刀直接进去，必然要切开中央前回，而随着中央前回被破坏，患者也就瘫痪了。

　　女孩的父母带着她来找到我的时候，我的压力也很大。在开刀的前一天晚上，我把这个女孩大脑的磁共振影像通过计算机重建出来一个虚拟的大脑，并且虚拟了虫子的位置。然后在虚拟系统上设计路径进攻虫体。模拟了五六条进攻路径都不满意，最后在团队的共同努力下，终于找到一条从中央前回后方进入、避开运动区、绕道迂回到达虫体的路径。

进攻路线定下来以后，我用神经导航系统在路线上设计了5个站点。为什么要这样做呢？因为只要我每个站点都走对了，最终必然到达目的地。就像坐地铁一样，你每一站都坐对了，最后肯定能到达终点站。

第二天，我面对的是一个真实的大脑，我每一步都用神经导航系统，每一步都要问自己，我到指定位置了吗？周边的正常组织有没有被破坏？下一步怎么走？

一切很顺利，在导航的指引下，半个小时就找到了虫子。当我把虫子夹出来的时候，它居然还是活的！

我做完手术的第一件事，就是到重症监护室，看看女孩麻醉后醒了没有，手和脚能不能活动。当女孩的腿慢慢抬起来的时候，我终于放心了，这说明她的运动功能区保住了。


脑外科术中的高科技在快速发展。导航技术也会和其他技术相结合运用，比如显微镜和导航的结合。手术中，我只要架上显微镜，在显微镜下观察大脑，显微镜就会自动帮助我描绘出脑肿瘤的边界，并且在镜头里涂上彩色，我只要在显微镜下把彩色部分的肿瘤切除就行，非常高效和精准。

还有一种正处于研发阶段的脑外科可穿戴设备：术中导航眼镜。只要将患者的影像学数据输入到这个眼镜中，外科医生戴上眼镜后，将直接看穿头皮、头骨，将所有的脑部结构和肿瘤尽收眼底。这样即便是大脑，在人类面前也没有任何秘密了。这并不是天方夜谭，而是实验室里正在发生的事。

## 手术时，如何让神经开口说话？

脑外科手术被称作世界上最精妙的手术。因为大脑是人体最复杂的器官，也是宇宙进化的最高级形态——智慧的源泉。脑外科医生的使命不仅是切除脑部的疾患，同时也要保护好正常的脑功能。

然而，当你打开大脑就会发现，脑部的神经可谓千丝万缕，每一条脑回长得都差不多，每一根神经基本上也没有太大的差异。大脑里没有设计路标或者铭牌来告诉你这是什么神经，那是什么脑回。那么，医生是怎么分辨各种神经的功能并保护它们的呢？

这就涉及"高端"的神经电生理技术——如何让神经在手术中"开口说话"。

当我们把一根一根神经往细里解剖就会看到，每一根神经都是由一个一个的神经细胞组成的。神经传导活动实际上是神经细胞之间生物电的传导。可以把它理解成一个个细胞之间的传话或者对话。

在不同的神经里，细胞间的对话是不一样的。神经电生理技术是在脑外科手术中用一根探针去触及神经，提取细胞间的对话，并将其转换成外科医生能够听懂的语言，告诉医生这是一根什么神经，那是一根什么神经。

脑外科医生操作起来也很方便。当我们拿着一根针去探某根神经时，机器会发出声音，帮助判断这是一根什么神经，有什么功能。我举例来帮助大家理解。

脑外科有一种疾病叫作听神经瘤，这种肿瘤上挂着两根神经。它们就像龙须面一样细，一根神经是有病灶的、长出肿瘤的神经，在手术中一定要剪断，否则肿瘤切不下来，还容易复发；另外一根神经是正常的，是面神经，管理面部表情肌，这根神经不能剪断，否则之后患者可能要面瘫一辈子。

切肿瘤就好像我们在电视剧中看到的演员拆炸弹一样：一根蓝线，一根红线，你准备剪哪一根线？剪对了，炸弹拆下来了；剪错了，我们就一起去西天。做手术，你剪对了，肿瘤就下来了；剪错了，肿瘤不仅下不来，患者还会一辈子面瘫。你怎么去判断？剪哪一根？

我有一位患者是女演员，她得了听神经瘤。手术之前我跟她谈话，她讲了一段话，令我印象很深刻。她说："黄医生，我明天就要开刀了。你可不可以答应我，尺度不要太大？"我说："你到底想说什么？"

她说："我做了很多功课，知道这个手术靠近面神经，开完刀可能会面瘫，但我是个演员，要面对镜头，如果脸废了，我的职业生涯就结束了，所以明天你把握尺度，如果这个肿瘤切了一定会面瘫的话，你就帮我留一点，我不要开了。我只切一半。"

我问她："你这种肿瘤拿一半的观点是哪里看来的？"她说："是从网上看来的。"

她搜索到的信息有一定道理。肿瘤部分切除以便保留神经，这是很多外科医生对肿瘤的一种妥协，对疾病的一种退让，但我还是想借助科技的力量挑战一下高难度。不过手术前我不敢对患者打包票，我就跟她说，明天我们尽量拿，如果面神经确实会断，我可以留一点。

第二天，当肿瘤暴露出来时，我看到肿瘤上挂着两根神经，一根粗一点，一根细一点。好了，现在就是一场考试：你准备剪哪一根？我觉得应该是细一点的那根，可是我没有证据。这个时候该怎么办呢？我就拿着一根探针开始探索。

我先看粗的神经，探针接触上去的时候，计算机马上发出嘀嘀的声音，这是面神经的独特信号，说明这就是面神经。这位患者运气非常好，面神经很粗，这跟她长期的刻苦训练是分不开的。面神经是掌管脸部的表情肌肉的，她长期的表演训练把面神经都变粗了。

然后我用探针去试另外一根比较细的神经，机器先是发出了叮咚的声音，然后就再也不出声了。我就知道，这根神经有问题。那还有什么好说的？剪！手起刀落，把这根神经剪掉，然后慢慢把肿瘤分离下来。

手术顺利结束，面神经保留得很好。开完刀，患者完全没有发生面瘫，开开心心地回去做演员了。一年以后，她到我门诊来随访，我问她工作怎么样。她对我说："黄医生，我们这一行很辛苦的。"我马上说："你是开过刀的人，这两年要注意劳逸结合，不管是生活还是工作，都要注意把握尺度。"

这就是神经电生理技术，它的作用是让神经"开口说话"。它和我前面谈到的神经导航技术、神经微创技术一样，都是现代神经外科学运用得最广泛的技术。

现代神经外科学从创立到发展至如今的水平，仅仅用了150年的时间，这是一门非常年轻的学科，也是一门非常依赖高科技的学科。高科技的快速发展和运用于医学事业，给广大患者带来了福音。它让患者的脑功能得到最大程度的保护，让脑外科手术后的瘫痪、失去语言能力、失去思考能力等问题成为过去时。

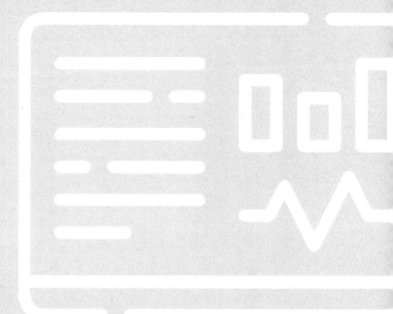

Chapter *8*

## 脑机接口：
## 未来，人人都有可能是超人

# 一群拆迁户的故事：大脑的进化

为什么许多人喜欢吃高糖高热量食物？为什么脸小的人看上去更漂亮？为什么颈椎病高发？为什么人类会有宗教信仰？这一系列看似毫无关联的问题，从人类进化的角度都指向一个共同的答案——人脑为了适应环境而做出的改变。

那么，人类的大脑是如何从猿猴的大脑一步一步进化成今天的高级智慧工具的？

## "拆迁"获得的进化动力：直立行走

东非大裂谷的形成，使得古猿的生存环境发生剧烈变化。约450万年前，大量森林变成草原，原来树上的"房子"被大自然强制拆掉，古猿被迫来到树下。

"拆迁户"在树上的生存本领（攀爬、跳跃等）到了新的环境中无法发挥作用，他们只能艰难地把原本屈曲的身体直立起来，在草原上才能看得更远，捕捉到更多的食物信息。而直立行走让他们意外获得了另一个优势：长跑能力。

2007年，美国亚利桑那大学等机构的人类学家发现，人靠两足行走的步法比黑猩猩四肢行走的步法要节省75%的能量。这意味着古猿吃更少的食物就可以跑得更远。这样一来，在草原上猎杀羚羊等食草动物成为可能，使得原本吃树上的果实、树叶、昆虫的古猿改善了营养。

你可能会问：难道人类的祖先能跑过羚羊吗？其实，他们追杀羚羊靠的并不是速度优势，而是耐力优势。大多数食草动物都是在被追捕的过程中累死的，或者撞死的。只要一群羚羊里有一只被七八个猿人追捕成功，捕猎团队半个月的肉食就可以得到保证。

这也解释了为什么人类喜欢吃高热量的食物：进化的压力迫使大脑调整生存策略——短期进食就可以获得充足的能量进行长时间的奔袭。毕竟，捕猎才是猿人一天中最重要的工作。吃高热量食物的时候，大脑会自动分泌大量多巴胺，让他们感到快乐。随之而来的大量猎杀工具、追捕技巧的发明和火的使用，则使得猿人的营养有了进一步的改善。获得充足营养的猿人进一步发展了生物进化的奢侈品：大脑。

迄今为止发现的第一个直立猿人露西，脑容量只有400毫升左右，聪明程度可能还比不上丛林里的大猩猩（脑容量为500毫升左右）。脑容量500毫升的大猩猩其实已经很聪明，在丛林里会搞拉帮结派、"政治"暗杀。但是，它们的发展仅限于此，数百万年来都没有改变过。

而人类通过直立行走在草原上获得了营养优势之后，在接下来的300多万年里飞速发展，脑容量一再升高（南方古猿469毫升，能人710毫升，北京猿人1043毫升，智人1400—1600毫升），一直到今天的现代人1400—1500毫升[1]。

## "换工作"获得的进化引擎：视力的改善、手的运用

自从调换工作（成为草原猎人）以后，古猿的眼睛为了适应新的环境，也开始进化，变得可以分辨出不同的颜色。

大多数食草动物的眼睛只能分辨黑白灰三种颜色，这也是老虎、斑马等身上的花纹被称为保护色的原因。而人类可以将可见光解构成五颜六色。视力的大发展使猎人可以看得更远，抓捕得更精准。同时，直立行走解放了双手。为了把捕猎的工作做得更好，手开始进化，能做出更多复杂的动作，制作出更多精细的工具。

眼睛和手的进化的巨大飞跃让大脑的信息压力骤增，迫使大脑进一步进化成为更高阶的"芯片"，以处理更多纷繁复杂的信息。

## "配套工程"要跟上

人类的身体为了适应大脑的进化，也开始发生改变。

大脑变大，颅腔就要更大，头就要变得更圆。这样就牺牲了颈椎，因为人直立以后头越来越大，越来越重，颈椎实在难以承载，容易得颈椎间盘突出症。为了减少头部的重量，方法之一就是减少脸部下颌骨，这样人类的脸就变得更小，给大脑以更多的空间。小脸代表着的

---

1　姜树华、沈永红：《人类脑容量的演变及其影响因素》，《生物学通报》，2016年01期。

是进化得更优秀的大脑，而人类基因里写好了喜欢和进化优秀的大脑在一起繁衍出更优秀的后代。

与此同时，人类的脖子也是非常优秀的，至少可以让头部灵活转动。而大多数灵长类动物的脖子短而粗，转动头部的时候要连带着身体一起转动。并且，我们的面部肌肉也进化得更加发达，面部表情更加丰富，这都是为了适应更强大的"芯片"：进化的大脑。

**那么，脑袋是不是越大越好？**

进入文明社会后，人类大脑缩小了1/6。是我们变笨了吗？

把时间追溯到几万年前，与我们的祖先智人同时期的另一个人种——尼安德特人的脑容量可达1700毫升，比智人（1400—1600毫升）的脑容量还大，但尼安德特人却被智人打败了，已经灭绝了，这又是为什么呢？

智人虽然脑袋小，可是在管理语言功能和社会交往能力的脑回上却明显比尼安德特人大，这就表明，智人比竞争对手具有更强的沟通能力和社会交往能力。比如，尼安德特人看到一只狮子，他们的语言系统只会说："这是一只狮子"，而智人的语言可以表达："狮子是我们的守护神。"

这种抽象的语言能力为智人所特有。别小看了它，它可是人类一切宗教起源的基础。只有抽象的语言能将陌生人组织起来，让大家有共同的信念、信仰，这样几百人的群居和协同作战才能成为可能。

尼安德特人没有这样的语言能力，只是进行家族性的生活，所发明的工具也仅限于家庭内部使用，发展缓慢。而数百个智人生活在一起，只要有一个人突然灵感爆发，创造了新的工具，几百个人就可以同时使用。试想，十几个身材高大的尼安德特人对战数百个拥有先进工具的智人，谁胜谁负？

## "超级外挂"：什么是人的方式？

说了这么多，人和动物在进化上的差别到底是什么呢？人类物种进化的方向和其他物种似乎完全不一样。面对寒冷，动物进化出了厚厚的皮毛；面对危险，动物进化出了锋利的爪子和长长的獠牙。可是人类没有皮毛，没有爪子，更没有獠牙。

上天好像把所有的运气和福利都加给了我们的大脑。然后大脑告诉我们，可以把别的动物的皮毛扒下来，穿在自己身上；可以把地上的树枝捡起来，削尖了，变成自己的獠牙和爪子。只要我们愿意，这个世界都可以为我们而设计，这种不依赖身体进化而使用"外挂"加载的方式，就是人的方式！正是这种独特的进化方式，让人类成为今天世界的主人。

### 加速进化：从被动进化到主动进化

迄今为止，所有的进化都是被动的，是迫于生存压力而进行的基因被迫选择。简而言之，就是不能适应环境的个体（没有更发达的大脑，没有更敏锐的目光，没有更灵活的双手），要么无法生存，要么无法找到伴侣繁衍下一代，获得基因的传承。

进化非常残酷和缓慢，需要几十万年甚至几百万年的时间。有没有一个方法可以加速人类大脑的进化，使我们在有生之年看到脑功能的飞速发展呢？

有！方法之一就是脑机接口。

## 脑机接口：当人类拥有超级身体

脑机接口就是将大脑和机器连接起来，让大脑直接控制机器，或者机器直接反馈大脑。

大脑直接控制机器的原理是将大脑的信息提取出来，去控制新的机械"身体"。而机器反馈大脑则是给我们的身体安装新的机械感受器，并让大脑直接解读机器接收到的信息。

我们的身体对世界的感受其实非常有限。比如，光的本质是电磁波。人的眼睛能看到的光的种类占所有电磁波的十亿分之一。在我们周围，有大量的电磁波没法被人类的身体感受到。我们无法看到红外线，无法看到紫外线，无法看到或者听到无线电波。但蛇却可以看到红外线，蜜蜂能看到紫外线，汽车能够接收到无线电波并将其转化成声音。

为什么会这样？因为我们的身体并没有装这样的感受器，也就无法将这些信息传递给大脑。

可是，我们可以设计新的感受器并像即插即用的设备一样接入大脑，使我们具有新的能力。

十几年前，许多科学家并不看好人工耳蜗[1]、人工视网膜[2]。原因是他们认为机器的语言不符合大脑生物的语言，大脑无法解读这些信号。可是，这些技术在近年来却得到了长足的发展，并逐步运用于临床医疗，造福了许多失聪和失明的患者。

那么，大脑凭什么能读懂机器？机器和大脑为什么可以完美结合？这就要从大脑的本质谈起了。

## "缸中之脑"：我们为什么能感知？

大脑的本质是一个信息处理器。这个信息处理器是如何发挥作用的呢？

我们为什么能看见世界？是不是有光射进我们的大脑里？我们为什么能听见世界？是不是有声音传进我们的大脑里？答案是否定的。

大脑一辈子生活在黑洞洞的头骨里，这里没有光线，更没有声音，只有血液、脑脊液、生物电和各种化学物质。但大脑却通过这些物质的改变，让我们拥有了丰富多彩的世界。

眼睛就像超级高清摄像机，负责采集光线的信号，并把它们转化成电化学信号，然后通过视神经传导到大脑的视觉皮质。大脑再通过对电化学信号进行解码，还原出眼前五颜六色的世界。

耳朵是声音信号的接收器和转化器。耳朵采集声音信号并通过耳膜、

---

1　人工耳蜗的原理是使用麦克风接收声音信号并转化成数字信号传入大脑。
2　人工视网膜的原理是将摄像机接收的信号转化成数字信号并通过视神经传入大脑。

听小骨和耳蜗等结构将其转化成电化学信号，通过听神经传递给大脑的听觉皮质。大脑再对这些信号进行解码，让我们识别出不同的声音。

这意味着，只要对信号传递过程稍微施加一些影响，改变大脑中的电化学物质，就可以让我们的感受发生偏差，看到不一样的世界。

作为一名脑外科医生，我的许多患者会因为手术或者药物的刺激产生幻觉。比如，喜欢抽烟的患者会幻想有包烟放在床头，也有患者幻想追求到了自己喜欢的明星。

**大脑还原世界，但并不直接接触世界，而是通过传入的信息解码世界。这就是大脑的工作原理。**

根据这个原理，科学家希拉里·普特南提出了著名的"缸中之脑"的思想实验。

> 一个人被邪恶的科学家施行了手术，他的大脑被切了下来，放进一个盛有维持脑存活营养液的缸中。脑的神经末梢连接在计算机上，这台计算机按照程序向大脑传送信息，以使他保持一切完全正常的幻觉。对于他来说，似乎人、物体、天空都还存在，自身的运动、身体感觉都可以输入。这个脑还可以被输入或截取记忆（截取掉大脑手术的记忆，然后输入他可能经历的各种环境、日常生活）。他甚至可以被输入代码，"感觉"到他自己正在这里阅读一段有趣而荒唐的文字。[1]

---

1 ［美］希拉里·普特南著，童世骏、李光程译：《理性、真理与历史》，上海译文出版社，2015。

问题是，你怎么确定自己不是"缸中之脑"呢？

这个思想实验有许多思想原型，比如庄周梦蝶、柏拉图"洞穴的世界"。也启发了许多科幻电影，比如《黑客帝国》《盗梦空间》《源代码》等等。

我们无法回答自己是不是"缸中之脑"，但我们可以利用这个原理，改善我们的生活。这就是脑机接口。所有与大脑连接的机器都可以理解成即插即用设备。可问题是，大脑是生物的，机器是非生物的，大脑能够解读非生物信号吗？

## 大脑如何解读机器信号？

许多人会把大脑比作电脑，可是二者有显著的区别。

计算机工作靠的是集成电路系统，CPU、内存、硬盘放进电脑就不能再改动了；而人脑工作靠的是亿万个神经细胞连接形成的神经网络，可以不断发生改变。虽然神经细胞的数目不会有大的改变，可是每个神经细胞都可以和周围的细胞建立数以万计的连接，并且连接方式是无限的。

可以说，电脑是死的，用的是不可改变的硬件。而大脑是活的，充满着不断变化着的、灵活的神经细胞。大脑根据周围环境的不同，不断修改神经细胞的连接方式，以具有新的功能来适应环境。

那么，如果将大脑和机器相连，根据机器发出的不同信号，大脑也会做出相应的改变来适应机器，学习识别机器的语言。

对于大脑来说，熟悉机器的非生物信号就像我们小时候学习一门新的语言。刚开始，外来的所有信号都是没有意义的杂音，但是神经网络会逐步自动找到信号的规律和模式，并和其他的感官信号进行交叉对比。经过几周或者几个月的训练，大脑会逐渐发现规律，听懂机器的语言，让所有的信号变得有意义。

比如我有一位患者，因为脑部肿瘤手术丧失了听力，非常痛苦。为了让他重新获得听力，我们给他安装了人工耳蜗。人工耳蜗的原理非常简单，就是把16个电极与患者未受损的听神经相连接，让声音转化而来的电信号传入大脑。然后大脑来解析电信号，获得声音的体验。

刚开始，听觉的体验并没有降临，患者所听到的声音是"滋滋滋滋，呜滋滋滋……"。但是过了几个星期，他的大脑逐渐学会了解读这些声音信号。又过了几个月，他已经可以用手机接听电话了。

人造视网膜的原理也是类似的。在原来眼球的位置安装一个高清摄像头，在患者颅内视神经的位置安装Wi-Fi接收器，并通过电极片与未受损的视神经相连。高清摄像头的视频信号转化为电信号，通过Wi-Fi将信号传送到颅内，再通过电极片将电信号传递给视神经和大脑。大脑解析这些信号，还原眼前世界的影像。

这项技术还处于研发实验阶段，目前的进展是可以让失明的猴子重见光明。

其实早在1969年，《自然》杂志就发表过类似的论文。科学家试图让盲人"看"到世界。

科学家让盲人坐在椅子上，椅子的前面是一个摄像头，椅子的靠背处安装了一个气压式的小活塞（以下简称"活塞"）。这个活塞和摄像头相连，也和盲人的背部相连。

当摄像头前出现圆形的时候，活塞就在盲人的背部给他一个"圆形"的触觉感受；如果摄像头前出现一个三角形，盲人就会获得"三角形"的触觉感受。不可思议的是，盲人逐渐学会了解读这些形状，并且在靠近摄像头的过程中，盲人可以"发现"图形越来越大，从某种程度上说，盲人可以通过背部来"看"。

还有一个著名的脑机接口实验，是用舌头来"看"。

科学家让盲人戴上一个摄像头的眼睛，并在盲人的舌头上植入一个"大脑端口"的电极片。摄像头的视频信号会转化成电信号并发送到电极片，电极片发送小幅度的电击刺激舌头，让舌头感到酥麻并传递给大脑。利用这个装备，盲人可以熟练地越过障碍物，经过训练以后甚至可以打篮球和攀岩。

无论是用背部看，还是用舌头看，似乎都有点令人难以置信。但只要你认识到"看"无非就是不同的电流流进黑洞洞的颅骨，就好理解了。这就是"感官替代"。由此可见，大脑作为一个信息处理器，它并不关心信息到底从哪里来。只要有信息输入，大脑就会想办法去处理它。

## 建立通道，任意输入信息

基于以上大脑解读信息的原理，我们可以大胆地展开想象。不仅是视觉和听觉，任何感觉（包括触觉、味觉、嗅觉等等）最终到达大脑的都是统一的电化学信号。那么，我们就可以为丧失了这些感官的患者设计相应的脑机接口进行感官替代。

然而，感官替代只是一个方面。感官的扩展才是人类进化的方向。顺着这样的思路发展下去，总有一天我们会拥有狗一样灵敏的嗅觉、鹰一样敏锐的视觉。甚至，我们可以将海量的互联网信息与大脑相连，大脑可以直接读取股市的金融信息进行交易的判断，而不只是通过视觉或者听觉。大脑可以直接获得千里之外的路况和天气信息，变成内置"大脑导航系统"辅助驾驶，而彻底抛弃现如今的手机导航软件。

## 输出数据，拓展肢体功能

对于一个信息处理器来说，信息的流向无非是输入和输出。对于大脑来说，如果输入是感觉系统，那么输出就是运动系统了。

我小时候看《神雕侠侣》，对杨过断臂感到痛惜，总是想帮杨过恢复正常的手臂。然而，砍断的手臂不可能再长出来，只能安装一只假的手臂。目前市面上在售的假臂只能藏在衣服里，给人一个"完整身体"的假象，而没有任何真正手臂的功能。

是否可以通过脑机接口实现真正可用的手臂呢？是否可以让大脑发出的神经信号被机器解读，从而随心所欲地操控机器手臂呢？

答案是肯定的。目前在该项技术上已经看到了曙光。

2020年，浙江大学脑机接口团队首次在国内通过对脑内植入Utah阵列电极，帮助一位72岁高龄的高位截瘫志愿者利用意念控制机械手臂的三维运动，实现进食、饮水和握手等一系列上肢重要的功能运动。

患者张先生是一位退休教师，两年前因车祸颈髓重度损伤，成了高位截瘫。他的大脑功能尚健全，意识清楚，双手却不能动。

为了让张先生重新拥有可受大脑支配的"手"，脑外科医生通过手术，在张先生的大脑手部运动功能皮质里植入了4毫米×4毫米的阵列电极，上面分布着100个电极。通过电极采集大脑神经元电信号，再传递出来，利用计算机分析、解码，判断电信号传递的意思。解码后，计算机控制机械手，让患者的想法和机械手的运动合二为一。

安装好脑机接口后，"随心所欲"的双手并没有马上出现。大脑要花上一段时间来适应机器，才能和机器展开有效的对话。在经过几个月的训练之后，张先生已经可以用"意念"让机械手喂自己吃东西了。

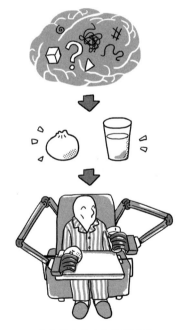

**高位截瘫患者操控机械手**

当然，抓、握、移这些对常人来说再简单不过的动作，背后却是信号发送、传输和解码等一系列复杂的过程。目前，脑机接口机械手臂技术的发展还在初级阶段，离真正可替代的人类双手还有很长的一段路要走。

2021年4月，马斯克旗下的神经科技和脑机接口公司神经链接（Neuralink）掀起舆论热潮。一只9岁的猴子脑内被植入芯片后，可以用意念来打游戏。

具体来说，就是通过一台神经手术机器人，像微创眼科手术一样安全无痛地在脑袋上穿孔，向大脑内快速植入芯片，然后通过USB-C接口直接读取大脑信号，并发送到机械手臂等外围设备，手机也可以参与远程控制。这款芯片比人的手指还要小很多，很适合植入人体，并且含有1024个电极，可以更精密地读取大脑皮质的信息。

如果这项技术真的实现，人类的生活将发生翻天覆地的改变。比如，早上起床，你可以用意念开灯，用意念做早餐。别以为这是天方夜谭，在2014年巴西世界杯的开幕式上，瘫痪的青年利亚诺·平托就是凭借庞大、笨重的外骨骼，通过脑机接口"意念"踢出了当年世界杯的第一球。

我们可以根据当前的技术继续展开联想。脑机接口不仅可以替换生病的肢体或器官，也可以将原有的肢体升级成更强壮、更耐用的材料。我们可以拥有比我们孱弱的身体更强壮的外骨骼系统，利用它装备军队或者探索太空。

让我们再进一步展开想象。如果我们的"强化身体"变得面目全非，那我们的身体是否有可能变成一台巨大的机器？从理论上来说，完全可能。经过适当的训练，大脑可以和机器实现对话，大型机器也可以被理解成我们的胳膊或者大腿。机器到时候无非是"另一种肢体"，是我们身体的延伸罢了。

那么，我们是否可以在未来的某一天，一边在地球上喝着咖啡，一边利用脑机接口和无线通信技术操控月球上的机器开矿呢？我们的大脑本来就是多任务的处理系统，哪个驾驶员不擅长一边听歌一边开车呢？

我们天生的身体，只是人类的起点。在遥远的未来，我们可以利用脑机接口技术扩展我们的感官，改写对"我"、对"身体"的定义。"半人半机器""一人多个身体"将成为现实。也许未来拥有"超级身体"的子孙们看现在的我们，就像我们现在看石器时代的祖先那样。


## 电脑能否战胜人脑？


随着脑机接口、机器人和人工智能的快速发展，计算机在社会生活中所扮演的角色越来越重要。特别是无人驾驶汽车、无人商店、无人银行的出现，让人们发现计算机已经在和人类抢工作了。

在高效、快速、犯错率极低的计算机面前，容易粗心、喜欢偷懒和分心的人脑真有点相形见绌。是否会像许多科幻片中所描述的那样，未来有一天，人类被机器人群灭了，或者完全被统治了呢？

## "电脑很难战胜人脑"

我在美国的时候，作为一个脑外科医生，曾经和硅谷的一个芯片工程师谈起电脑与人脑的问题。

我以为他会站在计算机的立场，认为电脑在未来的某一天一定能战胜人脑。毕竟，计算机"深蓝（Deep Blue）""阿尔法狗（AlphaGo）"和人类棋手下棋，人类都输了。然而，他却说："现在离计算机战胜人脑那一天还非常遥远，甚至基本不可能，也没有太大的价值。"

他认为，评估一个芯片是否优秀，不仅要看它的速度，更要看它的能量消耗。深蓝虽然战胜了人脑，但它却有两个房间那么大，运算量和耗电量惊人。改进版的阿尔法狗虽然大大缩小了体积，但能耗还是非常高。阿尔法狗下一场围棋所消耗的电量竟有840度！约等于一个普通三口之家三个月的用电量。而人脑的能量消耗只相当于一个14—20瓦的小灯泡，对于人类棋手来说，下一场棋，一片面包、一杯咖啡就能提供足够的能量。

并且，人脑在下棋的同时，还可以维系身体的生命活动，思考其他事情。所以人脑才是大自然母亲设计的低功耗、高效率的最佳处理器，是目前的计算机无法比拟的。更重要的是，人脑具有从无到有的"创造性"。计算机不具有创造的能力，只能从事简单重复的劳动。

**计算机真的会思考吗？**

人工智能现在可以帮我们扫地、开灯、管理家庭，也能帮我们教小朋友读唐诗、学数学，甚至能像人类一样，跟我们进行对话。那么，计算机能像人类的大脑一样思考吗？恐怕不能。

对于一个二进制的计算机来说，无论有多么"人工智能"或者"深度学习"，最终落实的都是由0和1组成的一行行代码，计算机靠着这些代码在做事。那么，一行行的代码能够产生思想吗？

科学史上，有一个著名的"中文屋"思想实验，能够说明这一点。

假设我是一个不懂中文的人。我被关在一个小黑屋（中文屋）里。屋外有一个讲中文的人和我交流。交流方式为屋外的人通过传递中文的小纸条进入屋子。我不懂中文，对于纸上这些奇怪的中文符号完全没有头绪。但是好在屋子里有一个图书馆，它包含了所有的指示，告诉我应该怎样处理这些中文符号。我观察纸条上的符号组合，按照屋内图书馆的指示抄写相应的中文符号作为回复，并通过小纸条的形式传出屋外。

对于屋外的人来说，他收到的是中文的小纸条回复，而且他完全能理解中文信息的意思。他会认为，屋子里的我肯定会中文。但很明显，我欺骗了他。我根本不懂我写的这些符号是什么意思，我只不过是照着一条条指示在做事。只要给我足够庞大的数据库和运行速度，我可以快速地处理任何中文对话。可是，这千千万万的、经过我手的中文符号到底是什么意思，我从头到尾都没有弄清楚过。

这其实就是计算机内部发生的事情。无论人工智能在交流中显得多么聪明，它做的事情始终都是根据指令输出答案。计算机并不明白这些指令或者符号的真实意义，也不会为它们赋予意义。这也是人类迄今为止仍然无法造出一台真正会思考的机器的原因。

这就告诉我们，如果真要用计算机来模拟人脑，就要让计算机像大脑一样思考，赋予代码和符号以意义，就像"红色""男人"这些符号在我们的脑中可以马上闪现出形象和价值一样。那么，人脑如何为符号赋予意义？这些意义和符号又储存在人脑的何处？

## 意识和智慧是否可以脱离生命而存在？

我之所以成为"我"，是因为自我意识的存在。可是当生命终结，肉体消亡，自我意识也永远地消失了，"我"也就不存在了。那么，大脑如何产生意识？意识有没有可能脱离生命而单独存在呢？对于这些问题，科学界还没有确切的答案。

其实，对于意识和大脑的关系，历史上许多人都深刻地思考过。比如，德国数学家、科学家、哲学家莱布尼茨就曾提出"莱布尼茨磨坊"的思想实验，得出了一个比较消极的结论。他认为，单靠大脑的组织，永远无法产生意识。

莱布尼茨把大脑比作一个磨坊。当我们走进这个磨坊，我们看到的是一个个齿轮、传送带、支柱、滑轮等零件在不停运作。但是你要说磨坊在恋爱、在思考、在看夕阳，那就太荒唐了。磨坊永远都不会干这些事。当我们把大脑往细里解剖，我们看到的不过是一个个的神经细胞在不断放电、不断连接。可是意识在哪里？"你"在哪里？智慧在哪里？记忆又在哪里？实在是找不出来。

暂不讨论莱布尼茨是对还是错，让我们思考一个问题：莱布尼茨这个思想实验有没有漏洞？有没有漏掉什么关键问题？齿轮、传送带、支柱、滑轮等零件的确不重要，也的确不会产生智慧和意识。可是，也许它们之间的构成方式和互动很重要，正是因为它们有一定程度的构造和互动才能产生智慧。

就像飞机一样，任何一个飞机零件都不能飞上天，可是当这些零件以一定的规则组合在一起，并且互动起来，飞机就起飞了。又好比计算机，计算机硬件如何产生虚拟世界？你要是走进计算机的内部世界，看到的不过是一个个电路在放电，单个电路就像单个神经细胞一样，不会有任何作为。可是当它们组合在一起并且通电"互动"起来，虚拟世界就产生了。

在动物的世界里也是一样。蚂蚁、蜜蜂都是群居性的社会动物。单只蚂蚁或者蜜蜂很难有什么作为，但是蚁群和蜂群却可以聚集筑巢、搬运食物甚至逃避灾难，表现出集体主义智慧和个体牺牲精神。因为无论是工蚁还是工蜂，都是被蚁后或者蜂王发出的化学信号控制着，维持着这个庞大的群体。当科学家把化学信号遮蔽，工蜂就会毫无目的地团团转。

我们的神经细胞会不会也是被某些电化学信号控制着，以一定的规则组合互动起来，产生智慧、产生意识的呢？

从脑科学角度来说，当大量的个体组合和互动起来，产生群体智慧和意识，这个过程叫作"涌现"。对于大脑来说，也许神经细胞并没有特殊性，但神经细胞之间的沟通方式造就了一个人。也就是说，神经元、突触和其他生命物质并不是产生意识和智慧的决定成分，关键是它们执行的运算。大脑的实体是什么并不重要，重要的是大脑做的事和运行的规则。

按照以上假说，只要我们能找到意识和智慧产生的规则，就可以脱离生命体，建立模拟的大脑。就像计算机在现有的硅元素集成电路之外，还有水滴计算机或者用塑料制作的计算机。目前我们的大脑是由蛋白质、脂肪等物质构成的，其核心成分是以碳元素为基础的物质构架。

如果我们能找到意识的组合规则和运行规则，完全可以跳出碳元素的约束，建立以硅元素为基础的计算机构架，来实现模拟大脑，让它和真正的大脑一样能记忆，能思考，有自我意识。而我们也能将自己的大脑和模拟大脑对接起来，实现记忆、思想的上传。

但以这样的思路继续推导下去，就会产生一个让人毛骨悚然的问题：你怎么知道现在你不在模拟大脑之中？也许，世界本是虚假的，我们都是缸中之脑？庄周梦蝶就是前辈对类似问题的思考：到底是蝴蝶在庄子的梦中，还是庄子在蝴蝶的梦中呢？

而我们又在谁的梦中呢？

哲学家笛卡儿也思考过这个问题，不过最后似乎也没有找到答案，所以他说"我思故我在"。

# 人类的永生能否依靠大脑来实现？

"长生不老"可以说是人类永恒不变的追求。从秦始皇派使者远赴蓬莱仙岛求"不老神药"，到历代帝王对"仙丹"孜孜不倦的追求，再到现代社会的科学家们设想将人体快速冰冻起来以求在未来"复活"，这些方法所追求的目标都是我们身体的永生。

遗憾的是，目前尚未发现一种方法可以实现身体永生的目标。历代帝王将相，无论生前何等辉煌，都已化作一抔黄土。现代科学对冰冻人的复活计划也尚未有成功的报道。这些事实似乎都在告诉我们：也许肉体永生无法实现。

从科学的角度，虽然物质不灭，但自然的规律是循环往复，夏蝉冬雪，物质在周而复始中不断更新。如果某一个物种突然不再死亡，就相当于固定了肉体，打破了自然界物质循环的规律。所以，现代医学不断发展所追求的也只是身体的健康与肉体的"长生"，而不是"永生"。

难道永生就真的不能实现吗？我们大脑中一生的经历、情感和知识财富，难道都要随着身体的消亡而灰飞烟灭吗？是否还能打开另一种思路？

## 模拟大脑：数字化的精神系统

每个人都害怕死亡，可是，我们究竟是害怕肉体的消亡还是害怕"自我意识"的永远消失？我想，对于大多数人来说是害怕后者。即使没有身体或者换一个机器的身体，如果那个"我"还是存在的，对于大多数人来说，感受也会好很多。

那么，有没有一种办法能够让"自我意识"独立于身体而存在呢？有没有办法直接提取大脑里的信息呢？不是让身体死而复生，而是直接把大脑里的数据读取出来，实现"我"的数字化。

我们每个人的大脑里都有860多亿个神经元，每个神经元又有数万个连接和其他神经元相连。这些神经连接结构错综复杂，而且人人不同。可正是每个人独特的神经连接结构组成了不同的回忆、不同的知识、不同的人生、不同的你！简而言之，每个人的大脑都是一个独特的"神经连接体"。

可喜的是，已经有科学家在尝试这样的工作，试图复制人脑的神经连接体，比如普林斯顿大学的承现峻（Sebastian Seung）博士团队。[1]

但目前仅仅是起步阶段，该团队正在复制老鼠的大脑连接体。研究方法是，首先将老鼠的大脑用精准的刀片切成非常薄的切片，然后用大型电子显微镜对切片进行拍照，显微镜下的照片是大脑放大十万倍的情形，可清晰显示细胞内部结构以及该神经细胞与哪些细胞进行

---

1  [美] 承现峻著、孙天齐译：《连接组：造就独一无二的你》，北京：清华大学出版社，2015。

了连接。最后，将所有照片用计算机软件实现三维重建，尝试把横跨多个切片的单细胞恢复成3D的模样。通过以上方式，建立老鼠大脑连接体的模型，展现哪些神经细胞正在互相连接。

基于类似的研究方法，2021年，谷歌与美国哈佛大学的Lichtman实验室合作，发布了一份包含1.3亿个突触、数万个神经元、1.4拍字节人类脑组织小样本渲染图的"H01"人脑成像数据集，这是第一个大规模人类大脑皮质样本的连接组研究，号称"史上最强大脑地图"，但这也仅仅是一小块人脑组织的信息量。

可是，这样的研究方法有两个潜在问题。

首先，大脑的连接体错综复杂，蕴含了巨大的数据量和信息量。之所以选择老鼠大脑开始研究，就是因为它的大脑比人类的大脑要简单得多。据估计，只存储一个人的大脑所有连接的高分辨率数据量，就需要泽字节的容量，相当于目前地球上所有的数字内容。

其次，如果某天计算机真的能完全重建大脑的所有连接，那么这就代表"你"或者"我"了吗？我想这只不过是你我大脑的一张快照而已。结构只是大脑施行功能的一半，而大脑的另一半——大脑连接体上电化学信号的传导，亿万神经细胞的互动，还躲在黑暗深处，亟待人类的开发和探索。

试想一下，我们的亿万神经细胞交错相连的大脑连接体是多么复杂，再加上每分每秒进行的细胞间的信号传导，这叠加起来的复杂系统所包含的信息量，以人类目前的认知水准是无法理解的。

幸运的是，计算机正在快速发展，总有一天，计算机的算力能够承载这庞大的信息量，我们就有机会重建模拟出大脑，并想办法把模拟大脑运转起来。如此，便有机会将大脑中所有的经验和记忆都上传到模拟大脑之中，让我们真正脱离肉身的限制，活在数字化的精神系统里。

## 上传自己，"我"还是我吗？

也许你会问：这样做的话，计算机里的"你"真的是肉身里的你吗？我只能说，不完全是。

计算机里的"你"拥有你的全部记忆和经验，相信他自己就是你。可是他和计算机前肉身的你仍然可以同时存在。有一天，你死了，一秒以后计算机的"你"上线，那就变成了意识转移。这种短暂死亡的经历，有点像睡觉，一觉醒来，新的"人类"继承了你的全部，并且相信自己就是你，然后美好地生活下去。

也许你会说，模拟大脑和上传自己似乎是那么遥不可及。但请相信科学的力量和大脑的智慧。

150年前，人类对大脑的认知几乎是一片空白。而今天，人工智能、机器人医疗、脑机接口的快速发展正在深刻改变着我们的生活，也改变了许多人和家庭的命运。

脑科学的研究并非躲在象牙塔里追求玄妙高深的理论，而是关注到普通人生活的方方面面。"人的需要"才是脑科学研究的动因和目的。

总而言之，脑科学让生活更美好。

# 我和大脑的一天

## 5:30 起床

早晨的闹钟把我叫醒,手环告诉我,昨天睡足了6小时。不错,4个睡眠周期让我很清醒并且精力充沛。整周期睡眠(90分钟的整数倍)才能给大脑带来最大效率的休息。虽然6小时的睡眠比6.5小时可能效果更佳,但6小时毕竟少了点,是时间紧张的外科医生无奈的选择。正在生长发育期的青少年朋友应该睡足5个睡眠周期(7.5小时),甚至更多。

## 6:00 补水

简单洗漱后,喝500毫升水,做个早操,开车前往医院。大量饮水的原因是,早晨是身体最需要水的时刻。大脑是在夜间熟睡的时候排毒的,排毒的主要力量是脑脊液(主要成分是水)。经过一夜的睡眠代谢,大量的代谢废物急需通过尿液的形式排出体外,而做早操能促进血液的循环,促进水分的吸收和利用。

## 6:30 学习

到达医院后,将办公室窗帘拉开,让阳光照着我的头部,开始今天的业务学习。我喜欢学习后再吃早餐,因为饥饿能激发大脑海马回的工作效率,让记忆效率更高。同时,阳光照射头部能使大脑分泌更多的血清素,让我的心情舒畅,注意力更加集中。

## 7:00 吃早餐

这是我一天中最重要的一顿，一定要吃足半小时，细嚼慢咽。除了保证足量的碳水，还必须有高质量的蛋白质，比如鱼肉、鸡肉、猪瘦肉、牛肉等，这样有助于脑细胞的结构组成。健康的脂肪有坚果、深海鱼类，可以维护脑细胞的细胞膜和髓鞘结构。蔬菜也是不可或缺的：洋白菜等绿叶蔬菜、大豆卵磷脂等豆类食品富含乙酰胆碱和核糖核酸，它们可以给大脑带来活力，充分提高记忆力和工作效率。最后，吃一片复合维生素，简单高效地维持大脑一天对维生素的需求。当然，我吃这么多也有无奈的成分，那就是外科医生中午下不了手术台，一般没办法吃午饭，所以每天吃两顿，早饭和晚饭。对于可以安排午饭的朋友，我还是建议一日三餐都要好好吃。

## 7:30—8:30 查房

一天紧张的工作开始了。在短短一小时左右的时间，我们需要完成科室的手术交班，为患者查房，安排工作和手术计划，与同事们讨论昨日手术的心得和今日、明日手术的注意点。

## 8:30—17:00 做手术

脑外科医生最重要的工作——手术开始了。如果是大手术，要持续7—8小时的，我一般一天只安排一台；如果是中小型手术，一般会安排2—3台，中间没有时间休息。在这里见到的是真真切切的大脑，手术的过程其实是脑外科医生与大脑对话的过程。其实开刀犹如开车，如果驾驶一辆破车，再好的赛车手都跑不出好成绩。高科技加成的显微镜、神经内窥镜、术中导航系统让我在做手术时得心应手。

## 17:00—18:30 运动

在完成手术这种长时间、高强度的精细运动之后，必须要做做有氧运动，充分活动一下筋骨，提高身体代谢。我一般会选择在医院健身房做30—40分钟的有氧运动（跑步或者骑车）。但是，要促进脑细胞的生成，光做有氧运动是不够的，必须将有氧运动和复杂动作结合在一起，才能达到最佳效果。所以，跑完以后我会拉着助手打20分钟羽毛球或者乒乓球。

## 18:30—19:00 吃晚餐

晚餐一般少而精，否则容易影响睡眠。对于大脑来说，夜晚最重要的意义是休息和整理信息，而这些是通过睡眠来实现的。所以我的晚餐选择围绕睡眠展开，以安心凝神为主，以调整大脑的状态——不油腻、不刺激，以蔬菜和低脂蛋白为主。医院的食堂帮我安排的简餐非常符合大脑对晚餐的要求。

## 20:00—21:00 写作

回到家里开始另一项工作。对于大脑来说，输出是最好的输入，写作和演讲是内化知识点最好的方法之一。在这段时间里，我一般会辅导研究生写论文或者完成自己的研究论文以及科普文章。

## 21:00—22:00 交流

与家人的交流是非常重要的。大脑天生需要社交，与家人朋友交流时感受到的爱和关怀，可以让大脑更健康。

## 22:00—23:00 看书

我故意把阅读专业书籍的时间安排在睡前一小时。因为大脑学习新知识1—2小时后，将会忘记一半多的内容。但如果学习新知识后2小时内进入睡眠，将这些未遗忘的知识直接通过海马回进行整理，变成大脑的长期记忆，将大大提升学习效率。

## 23:00 睡觉

忙碌的一天过去了。睡前复盘一下自己今天的工作、手术的得失、学习的成果，大概23:30可以入睡。

# 致谢

大脑是如此重要，它管理着我们生活的方方面面，是人与人、人与动物的根本差别所在。但我们对大脑的关注却远远比不上我们对皮肤、脸、乳房甚至屁股的关注。

我一直有个愿望，就是将我掌握的脑科学知识写出来。希望这些知识能让大家的生活更美好。但繁忙的医教研工作让我没有勇气动笔，就这样耽搁了好几年。在汤汤老师和虎皮妈的鼓励下，我终于拿起笔来。即使每天只有15—20分钟的写作时间，因为每天坚持，1年的时间竟不知不觉写了近10万字。

感谢汤汤老师用其深厚的编辑功力将我散乱的知识点重新归纳总结，让这本书稿慢慢成形。本书在写作过程中也得到了中国工程院院士周良辅教授、华山医院院长毛颖教授的支持和指导。他们都是我的授业恩师，在此表示深深的感谢。

希望这本书能激发你对脑科学的兴趣。用脑科学的知识指导你的生活，促进大脑健康、提高学习效率并以积极的心态面对生活。关于脑科学的话题非常广泛，覆盖多学科领域，无法在有限的篇幅里涵盖所有内容。如果你想了解更多，后面的延伸阅读部分整理了许多脑科学相关书目，供你阅读。这些书中的部分观点和论据也给我的写作带来了很大的启发和很多参考，在此一并致谢。

需要特别说明的是，脑科学的知识虽复杂精深，却都源于普通人的默默奋斗。全世界无数的科研工作者、临床医生、护士，跟我们一样，都是普通人，一辈子重复着枯燥而繁重的工作，正是他们每一个人身上所发出的点点微光，点亮了脑科学璀璨的星空。而这些默默无闻的普通人，他们才是人类历史上真正的英雄。在此，也对脑科学知识真正的创造者们表示最崇高的敬意和感谢。

黄　翔

2022年春于上海

# 延伸阅读

## 《脑与意识：破解人类思维之谜》

作者：斯坦尼斯拉斯·迪昂（Stanislas Dehaene）

作者是全世界最具影响力的认知神经科学家之一，也是欧洲神经科学研究领域的领头人，世界脑科学领域大师级人物。在这本书中，作者通过严谨和科学的实验资料，解释了人类意识，揭示了主观意识现象的客观规律，还对梦境、出体体验等意识现象及其背后的神经机制进行了阐述，深入浅出，兼具趣味性与可读性，读者能不经意间学到意识科学的精髓。

## 《脑科学与课堂：以脑为导向的教学模式》

作者：玛利亚·哈迪曼（Mariale Hardiman）

对大脑的了解正在迅速地改变我们的教育观念。这本书的作者从事教育工作30余年，并制定了以脑为导向的教学模式，引起了全美乃至全世界教育工作者的广泛兴趣。在这本书中，根据脑科学研究的发现，她提出了教学实践的原则和具体操作要领，并提供了丰富的教学实例。同时，她以浅显易懂的语言描绘了脑的基础知识及其与孩子学习效果的关系。其内容可以指导家长深入理解孩子的学习方式，掌握辅导孩子学习的策略，并与教师"心有灵犀"，更好地配合教学活动。

## 《运动改造大脑》

作者：约翰·瑞迪（John Ratey）、埃里克·哈格曼（Eric Hagerman）

这本书内容来自哈佛大学医学院超过20年的潜心研究，得到美国运动学会、美国医学会、美国卫生部特别推荐。作者以翔实生动的案例展示了他多年潜心研究的成果：运动可以全面提升人类大脑的运行水平，可以提升学习效率，改善记忆力和注意力，同时消除沮丧、焦虑、抑郁等消极情绪。书中还提出了改造大脑具体的运动方法。

## 《儿童青少年焦虑：发生与预防》

作者：杨智辉、崔伟

儿童青少年焦虑的发生发展是多种因素共同作用的结果。这本书介绍了焦虑的内涵、十种常见于儿童青少年群体的焦虑及其对青少年的影响，并从遗传因素、生物学因素、神经解剖学基础、家庭环境、学校环境、社会环境以及儿童青少年个体特征几方面探讨了青少年焦虑发生的基础。作者提出了用于评估儿童青少年焦虑有效的方法指标，并对预防儿童青少年焦虑的有效模式进行了探讨。

## 《考试脑科学：脑科学中的高效记忆法》

作者：池谷裕二（Yuji Ikegaya）

作者是日本东京大学脑科学的研究者。这本书是他《高中生学习法》的修订版。这本书结合脑科学的前沿研究，通俗地讲解了人脑记住以及遗忘的原则，不仅呈现了人脑筛选、储存信息的奇妙机制，还向读者传授了灵活运用人脑记忆规律来实现长期记忆转化的记忆方法。此外，针对记忆困扰、动机不足等常见的学习问题，作者从脑科学和心理学的角度给出了科学的建议。这本书可作为中考、高考、研究生考试、职业资格考试等各种考试的备考指导，也可作为日常工作学习中的高效记忆法指南。

## 《焦虑症的自救》（演讲访谈篇）

作者：克莱尔·威克斯（Claire Weekes）

作者是澳大利亚著名焦虑症专家，也曾是一名严重的神经症患者，通过自己的各种努力探索得以自愈，拥有了幸福成功的人生。作者在书中详细地分析了焦虑症的病理基础，并提出了使用患者"内在的力量"进行自救的详细方案。

## 《脑爱：改善爱情生活的12堂课》

作者：丹尼尔·亚蒙（Daniel G. Amen）

作者是美国著名的神经科学家、脑部影像专家，也是亚蒙诊所的创始人之一，拥有全世界最大的脑部影像资料库，独创了结合脑功能检视来改善伴侣关系的方法。这本书能够帮助你认清，你与伴侣的矛盾根源在于脑部差异而非爱情消逝。告诉你只需要略微改变行为模式，就能大大地改善亲密关系，让你学会通过维护脑部健康来积极地维持人际关系。

## 《超强大脑》

作者：丹尼尔·亚蒙

这本书与《脑爱》为同一作者。这本书利用具体的事例，非常精彩地解释了大脑是如何工作的，将特定的行为与特定的大脑区域直接联系起来。作者告诉我们，创伤、饮食、锻炼、习惯等都会对大脑的健康造成影响，从而影响人们的生活质量。

## 《疯狂人类进化史》

作者：史钧

大多数人都知道，人类是进化而来的。但大多数人都不知道，人类究竟是如何一步一步进化到今天的样子的。这本书正是一部关于人类身体进化历史的趣味科普读物。作者用生动有趣的语言对人类大脑、四肢、毛发、皮肤等身体部位的进化过程进行了通俗详细的讲述。并在此基础上，深入阐述了嘴唇与乳房、月经与爱情、阴茎与睾丸等身体器官与功能对婚配制度以及道德文明的影响。这本书行文风格简洁流畅、从容幽默。读者在尽享阅读快感之余，可以略窥人类在悠远苍茫的历史长河中演绎的风尘往事。

## 《大脑的故事》

作者：大卫·伊格曼（David Eagleman）

作者是美国斯坦福大学的脑科学专家。这本书是根据BBC同名脑科普纪录片的剧本改编的。作者将许多脑科学发现改编成大众文学般引人入胜的故事，使读者能够同时从观众、演员和导演不同的角度窥探人类的复杂行为及其发展变化背后的秘密。

## 《理解脑——新的学习科学的诞生》

编者：经济合作与发展组织

随着人们迈入知识经济的时代，整合心理、大脑与教育的一门新兴学科——"教育神经科学"应运而生。这本书的出版，标志着教育神经科学的诞生。它不仅关注课堂中学生学习行为的改变、学生学习愿望的激发等宏观层面的研究，也关注脑在外部环境的刺激下形成神经连接或者改变脑功能区域及功能连接的微观层面的研究。

## 《现代神经外科学》（第三版）

编者：周良辅

这是我唯一推荐的一本神经外科专著，也是国内神经外科手术领域的"圣经"。内容涵盖神经外科的各个方面，包括总论、中枢神经系统损伤、感染、肿瘤、血管性病变、先天性病变、疼痛及外科技术和器械等。编者特别注意结合国内外最新发展动态，详细介绍了神经外科各种疾患的临床表现、诊断和鉴别诊断及治疗，对神经导航、神经内窥镜、功能性神经外科和PET（一种临床检查影像技术）等新技术也作了详细介绍。对脑外科手术感兴趣的朋友可以关注这本书。

## 《大脑科学的教养常识》

作者：洪兰

作者是极具影响力的教育和神经科学专家。洪兰教授通过发展心理学和脑科学的研究成果，厘清了幼儿教育的本质，导正了父母的观念，同时也提供了有效的教养方法，阻止不理性地追求聪明之举，杜绝"不要输在起跑线上"的谬误泛滥，传递了爱的信号。

## 《我即我脑——大脑决定我是谁》

作者：迪克·斯瓦伯（Dick Swaab）

这本书是欧洲大脑研究的旗帜性人物——迪克·斯瓦伯对其一生的脑研究工作的总结。作者在书中展示了从大脑在母亲子宫内的孕育到死亡后科学研究人员对大脑标本的研究，包含了关于大脑功能和人类疾病的许多重要信息。此外，作者还在书中提到了非常多新颖且富含科学真谛的观点，例如：生命并不只在于体力运动，更重要的在于脑力运动。这是一本极具价值的脑科学普及图书。

## 《大脑使用指南》

作者：赵思家

这是伦敦大学神经科学博士、神经科学专家、知乎神经科学领域优秀回答者赵思家的作品。作者以生动有趣的语言，剖析迷宫般的大脑，从视觉到听觉，从嗅觉到味觉，从触觉到大脑，从睡着到醒来……这本书可以作为脑科学的入门读物。